国家"十一五"重点图书 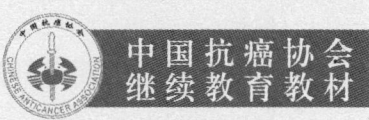中国抗癌协会继续教育教材

中国肿瘤医师临床实践指南丛书

妇科恶性肿瘤
诊疗纲要

Clinical Guidelines for Gynecologic Malignancies

孙建衡／主编

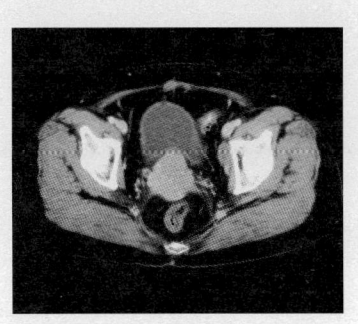

北京大学医学出版社

图书在版编目（CIP）数据

妇科恶性肿瘤诊疗纲要/孙建衡主编.—北京：北京大学医学出版社，2009.6

（中国肿瘤医师临床实践指南丛书）

ISBN 978-7-81116-789-4

Ⅰ.妇… Ⅱ.孙… Ⅲ.妇科病：癌-诊疗 Ⅳ.R737.3

中国版本图书馆 CIP 数据核字（2007）第 063977 号

妇科恶性肿瘤诊疗纲要

主　　编：孙建衡
出版发行：北京大学医学出版社（电话：010-82802230）
地　　址：（100191）北京市海淀区学院路 38 号 北京大学医学部院内
网　　址：http://www.pumpress.com.cn
E - mail：booksale@bjmu.edu.cn
印　　刷：北京佳信达欣艺术印刷有限公司
经　　销：新华书店
责任编辑：王丽华　苗旺　　责任校对：金彤文　责任印制：张京生
开　　本：889mm×1194mm 1/32　印张：5.25　字数：135 千字
版　　次：2009 年 6 月第 1 版　2009 年 10 月第 2 次印刷
书　　号：ISBN 978-7-81116-789-4
定　　价：15.50 元

版权所有，违者必究

（凡属质量问题请与本社发行部联系退换）

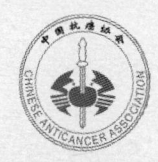

中国肿瘤医师临床实践指南丛书编委会

主　　编　徐光炜　郝希山

编委会成员　（按姓氏笔画排序）

万德森	于世英	马　军	方伟岗
方志沂	王耀平	叶胜龙	任　军
刘淑俊	孙建衡	朱正纲	朱雄增
朴炳奎	吴一龙	吴沛宏	闵华庆
张汝刚	张宗卫	李春海	杨仁杰
杨秉辉	沈镇宙	邵志敏	陆道培
陈忠平	郑　树	施诚仁	洪明晃
倪泉兴	徐万鹏	高宗人	曹雪涛
储大同	董志伟	蒋国梁	韩德民
管忠震			

编者名单

名誉主编/高永良 蔡树模
主　　编/孙建衡

编者　白　萍　中国医学科学院协和医科大学肿瘤医院
　　　蔡树模　复旦大学肿瘤医院
　　　高永良　浙江省肿瘤医院
　　　孔为民　首都医科大学附属北京妇产医院
　　　李广太　北京丰台医院
　　　李淑敏　中国医学科学院协和医科大学肿瘤医院
　　　孙建衡　中国医学科学院协和医科大学肿瘤医院
　　　盛修贵　山东省肿瘤医院
　　　吴小华　复旦大学肿瘤医院
　　　向　阳　中国医学科学院协和医科大学协和医院

序 言

进入 21 世纪后,癌症的死亡率已跃居国内各种死因之首,尤其以 40~65 岁的中年组为甚,究其原因,恐与人口老龄化、吸烟恶习、工业化的进程及城市化的发展有关。世界上发达的工业化国家其癌症年发病率超过 300/10 万,其因盖出于此。据世界卫生组织统计,发展中国家的癌症发病率仅为 150/10 万,但随着经济的发展,癌症发病率也将会相应地增长。我国癌症的发病,近年恐已近 200/10 万,而上海市则已达 300/10 万水平。传统的生活贫困地区的常见肿瘤如食管癌、胃癌、肝癌等的发病率仍居高不下,而富裕国家的肺癌、乳腺癌、结肠癌等多发肿瘤却已快速增长,大有后来居上之势,致使我国的肿瘤防治面临两方面的压力,今后二三十年内癌症的发病及死亡恐有增无减,前途颇为堪忧。

当然,控制癌症的策略重在预防,应坚持不懈地贯彻预防为主之原则。但在现实生活中,每日需要处理的是大量现患的癌症患者。鉴于癌症的防治研究近年来取得快速的发展,对癌症本质的认识逐渐加深,新的诊断技术及治疗方法也层出不穷,知识更新甚快,颇有紧于追赶的日新月异之感;再则我国幅地广阔,人口众多,各地区间、不同医院间差别颇大,由于对疾病的认知不一,诊治方法又各有不同,导致治疗效果也就有较大差距。

因此加强癌症防治知识的继续教育,规范各种癌症的诊治方法实乃当务之急。国外虽有 NCCN 等各种指南,但因国情不同,人种有异,而仅可供参考。有鉴于此,经多次酝酿,决定由中国抗癌协会组织出版系列性的以各种常见癌症或诊疗方法为主的继续教育教材，以提高专业及非专业临床医师对各相关专业领域的基本知识和诊疗水平，计划每4~5年再版一次以更新其内容。与此相对应的还将同时出版各种癌症的诊疗指南，具体地规范各种癌症的诊疗工作，主要介绍适应我国国情的诊疗方案，也将介绍国外的新进展及国内经济欠发达地区应努力做到的最基本要求。考虑到诊疗工作知识更新的快速，此指南将1~2年再版一次，以适应临床工作之需。

由于此一系列性专业书籍分别由各专业委员会集中国内从事该方面工作的著名专家分工负责撰写，因此专业水平应属一流，但鉴于各种癌症及主题各有不同，文风也各异，更由于初次组织如此众多的专家撰写，错误、不足或考虑不周之处在所难免，盼读者诸君能予以谅解，并欢迎批评指正，以便再版时能有所改进。盼本系列读物之问世，将有助于提高我国癌症的诊疗水平。

徐光炜
中国抗癌协会第4、5届理事长
2007年3月26日

前　言

《中国肿瘤医师临床实践指南丛书（妇科恶性肿瘤诊疗纲要）》的前身有《中国常见恶性肿瘤诊治规范第七分册宫颈癌》（1990年，北京医科大学、协和医科大学联合出版社）、《新编常见恶性肿瘤诊治规范妇科肿瘤分册》（1999年，北京医科大学、协和医科大学联合出版社）及《临床诊治指南肿瘤分册第九篇》（2005年，人民卫生出版社）。这次编写较前几次时间间隔缩短的原因主要是：经过肿瘤学的快速发展及临床实践的积累应有新内容补充。实际上《临床诊治指南肿瘤分册第九篇》从写作到出版经历了很长的时间，而且发现出版内容有欠缺之处。这本《中国肿瘤医师临床实践指南丛书（妇科恶性肿瘤诊疗纲要）》的编者多为有多年肿瘤临床工作经验、仍在临床第一线工作的中年专家，并有几位年长学者审阅、把关。书后附有《从子宫颈癌诊治规范到妇科恶性肿瘤诊治指南》（肿瘤学杂志，2005，11：79-80）一文中的原稿，将这一过程作了介绍。作者是《妇科恶性肿瘤诊治指南》部分的编写负责人，对由2002年早春开始组织编写，直至2005年底才见到出版物深感遗憾，因为指南应具有很强的时效性。《从子宫颈癌诊治规范到妇科恶性肿瘤诊治指南》一文中提到了参加"规范"到"指南"的所有作者，这本《中国肿瘤医师临床实践指南丛书（妇科恶性肿瘤诊疗纲要）》也是在他们工作基础上延续下来的，在此对他们表示深深的感谢！

现在国内外都有不同版本的指南，内容、观点有相同之处，但也有一定的差异，这不足为奇，因为它来自不同时期的临床实践和作者不同的经验和学识。这本《纲要》对近年学术界争议较大又无足够资料证明其价值和适应范围，特别涉及患者治疗的一些技术和方法未作特别的推荐，但我们关注着它们的发展。

本书定稿之后，出版社编辑建议将《妇科恶性肿瘤诊治指南》改为《妇科恶性肿瘤诊疗纲要》，我考虑近些年来国内情况及一些具体问题，欣然同意。实际上"指南"与"纲要"同出一辙，特此说明。

希望这本《纲要》能持续下去、不断修改，成为帮助我们临床工作的有价值读物。本书在编写过程中白萍主任医师协助甚多，在此表示衷心感谢。

孙建衡
2008年12月10日

目 录

第一章 外阴癌 …………………………… 1
- 第一节 概述 ……………………………… 2
- 第二节 诊治流程 ………………………… 3
- 第三节 诊断 ……………………………… 4
- 第四节 治疗 ……………………………… 8
- 第五节 疗后随诊 ………………………… 14
- 第六节 其他 ……………………………… 14

第二章 阴道癌 …………………………… 21
- 第一节 概述 ……………………………… 22
- 第二节 诊治流程 ………………………… 23
- 第三节 诊断 ……………………………… 24
- 第四节 治疗 ……………………………… 26
- 第五节 疗后随诊 ………………………… 28
- 第六节 其他 ……………………………… 28

第三章 子宫颈癌 ………………………… 31
- 第一节 概述 ……………………………… 32
- 第二节 诊治流程 ………………………… 34
- 第三节 诊断 ……………………………… 36
- 第四节 治疗 ……………………………… 44
- 第五节 疗后随诊 ………………………… 59

第四章　子宫内膜癌 …… 63
第一节　概述 …… 64
第二节　诊治流程 …… 65
第三节　诊断 …… 67
第四节　治疗 …… 76
第五节　疗后随诊 …… 84
第六节　其他 …… 84

第五章　卵巢恶性肿瘤 …… 88
第一节　概述 …… 89
第二节　诊治流程 …… 91
第三节　诊断 …… 93
第四节　治疗 …… 107
第五节　预后 …… 122
第六节　疗后随诊 …… 123

第六章　妊娠滋养细胞肿瘤 …… 127
第一节　概述 …… 128
第二节　诊治流程 …… 129
第三节　葡萄胎 …… 132
第四节　侵蚀性葡萄胎 …… 135
第五节　绒毛膜癌 …… 138
第六节　胎盘部位滋养细胞肿瘤 …… 145

附　从子宫颈癌诊治规范到妇科恶性肿瘤诊治指南 …… 148

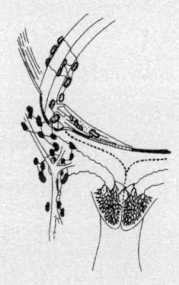

第一章
外阴癌

第一节　概述
第二节　诊治流程
第三节　诊断
第四节　治疗
第五节　疗后随诊
第六节　其他

第一节 概 述

外阴癌（carcinoma of the vulva）是一种少见的恶性肿瘤，多发生在老龄妇女，占所有女性生殖道恶性肿瘤的 3%～5%。据 2001 年 FIGO 妇科肿瘤治疗结果年报统计，世界范围内 50 个医疗中心 3 年提供的病例不过 1034 例，其中仅 23 个中心 3 年中治疗数 >20 例（共 825 例）。近年，外阴浸润癌的发病率无明显变化，而外阴原位癌的发病率呈上升趋势，从过去的 1.1/10 万上升到 2.1/10 万。外阴癌的确切病因目前尚不清楚，可能与人乳头瘤病毒（HPV）感染（尤其是年轻患者）和慢性外阴营养不良等因素有关。肿瘤来源于外阴的皮肤、黏膜及其附属组织，最常见的组织学类型为鳞状细胞癌，其次为恶性黑色素瘤、腺癌和基底细胞癌等。虽然外阴癌发生在体表部位，诊断并不困难，但 VINⅢ（外阴原位癌）和早期外阴癌常无任何症状，且患者常伴有外阴长期瘙痒等营养不良史而疏于检查及老年妇女羞于检查外阴，常导致患者延误诊断达 1 年以上。

近年，有关外阴癌治疗的临床研究多为回顾性的资料分析，缺少前瞻性随机对照研究结果。其治疗仍以手术为主，强调对早期外阴癌施行保留外阴形态和生理功能的个体化治疗，以减轻手术创伤对患者的心理和生理方面产生的不良影响，而对于晚期外阴癌则更强调采用多种方法结合的综合治疗提高肿瘤的控制率，同时改善患者的生存质量。外阴癌总的预后较好，5 年生存率高达 70% 左右。外阴癌的预后受多种因素影响，其中肿瘤分期和腹股沟淋巴结转移数是最重要的预后影响因素。为进一步提高外阴癌的局部肿瘤控制率、减少术后并发症、改善患者的生活质量及延长生存，目前有学者正探索新的治疗方法，如：保留大隐静脉的腹股沟淋巴结切除术、依前哨淋巴结情况决定手术范围及治

第一章 外阴癌

疗方案、广泛性外阴切除术后的外阴重建手术以及手术与放疗或放化疗联合的综合治疗等,也强调了个体化治疗原则。但这些方法治疗外阴癌的远期疗效及安全性,尚待确定。

第二节 诊治流程

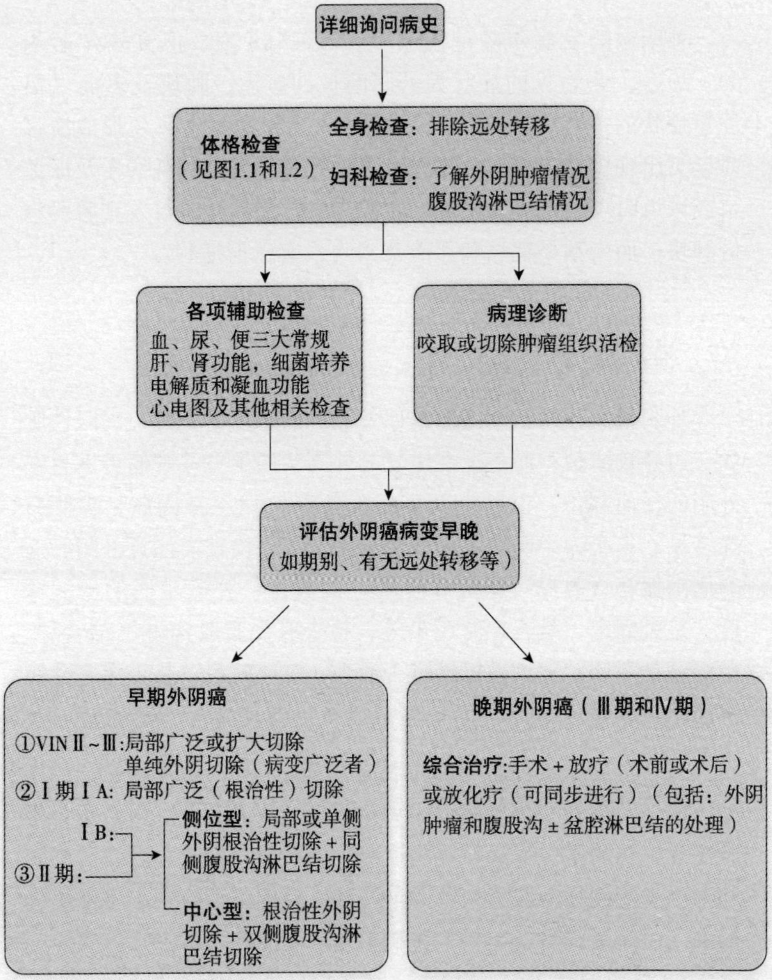

```
详细询问病史
    ↓
体格检查          全身检查:排除远处转移
(见图1.1和1.2)    妇科检查:了解外阴肿瘤情况
                          腹股沟淋巴结情况
    ↓
各项辅助检查              病理诊断
血、尿、便三大常规        咬取或切除肿瘤组织活检
肝、肾功能、细菌培养
电解质和凝血功能
心电图及其他相关检查
    ↓
评估外阴癌病变早晚
(如期别、有无远处转移等)
    ↓
```

早期外阴癌

① VIN Ⅱ~Ⅲ:局部广泛或扩大切除
　　　　　　单纯外阴切除(病变广泛者)
② Ⅰ期ⅠA:局部广泛(根治性)切除
　　　　　 侧位型:局部或单侧
　　　ⅠB:　外阴根治性切除+同
③ Ⅱ期:　　 侧腹股沟淋巴结切除
　　　　　 中心型:根治性外阴
　　　　　　切除+双侧腹股沟淋
　　　　　　巴结切除

晚期外阴癌(Ⅲ期和Ⅳ期)

综合治疗:手术+放疗(术前或术后)或放化疗(可同步进行)(包括:外阴肿瘤和腹股沟±盆腔淋巴结的处理)

第三节 诊 断

一、询问病史

外阴癌的发病年龄范围较宽,21~101岁,但高峰年龄为60~70岁。最常见的症状为外阴的长期瘙痒、肿块及疼痛(需注意症状的持续时间和发展变化等)。当肿瘤发生坏死形成溃疡时,可出现少量出血、分泌物增多,并有异臭味;肿瘤侵及尿道口或尿道时可出现排尿困难;腹股沟淋巴结转移时可发现腹股沟区肿块;而少数早期癌和VIN患者可没有任何症状。

二、临床检查

外阴浸润性鳞状细胞癌的原发灶肿瘤多为单发的、局限性肿物,边界较清楚;而多灶性生长的外阴鳞癌少见。肿瘤可发生在外阴的任何部位,以前半部多见。有70%发生在阴唇,大阴唇最多见,其次为小阴唇、阴蒂和会阴。妇科检查需注意外阴肿瘤与周围器官(直肠、尿道和膀胱)的关系,肿瘤基底的浸润深度,是否固定、是否合并感染等;检查有无腹股沟淋巴结转移,单侧还是双侧,肿大淋巴结是否活动,有无破溃,是否伴有盆腔淋巴结转移等。

通常根据原发肿瘤的部位将外阴癌分为:(1)侧位型:指肿瘤位于大阴唇和小阴唇,距离中线应≥1cm;(2)中心型:指肿瘤发生在阴蒂、尿道口、阴道口、会阴后联合及会阴体。外阴部淋巴引流途径为腹股沟及股淋巴结,单侧位型和中心型外阴癌的淋巴引流路径有所差异,影响早期外阴癌的手术治疗方式。

第一章 外阴癌

15%~33%的外阴癌患者在诊断的同时或治疗前后并发身体其他部位的原发癌，最常见的是宫颈癌，多为原位癌和早期浸润癌。

三、病理诊断

组织病理学检查目前仍是诊断外阴癌最可靠的方法。对有多年外阴瘙痒、外阴营养不良病史的患者，尤其伴增生性病变者，或发现外阴结节、外阴乳头状瘤、尖锐湿疣及外阴白斑，经久不愈的糜烂、溃疡等可疑病变时应及时取活组织进行病理诊断，必要时可在阴道镜检查下行病变定位活检，对 VIN Ⅲ（外阴原位癌）和早期外阴癌尤为重要。对于多灶性病变者每个病灶均应活检除外有无浸润癌。

外阴癌的病理检查应包括肿瘤、癌周皮肤和皮下组织。对肿瘤直径≤2cm 的早期外阴癌可在局部麻醉下行完整的肿物楔形切除活检，经连续病理切片检查，准确评价肿瘤的浸润深度，指导早期外阴癌的个体化治疗。

外阴恶性肿瘤的主要病理类型有：①鳞状细胞癌 最常见的病理类型，占外阴恶性肿瘤的 80%~90%。②疣状癌 也是一种鳞癌，肿瘤体积较大，呈菜花样，与湿疣样鳞癌不同；多数与 HPV 感染有关。③基底细胞癌 镜下特征是肿瘤细胞巢的边缘细胞呈栅栏状排列，与其他部位皮肤的基底细胞癌形态相同。④腺癌 外阴原发性腺癌罕见，主要来源于外阴皮肤附件、巴氏腺、尿道旁腺、小前庭腺或异位的子宫内膜和泄殖腔残余组织等，以外阴的巴氏腺癌和汗腺癌相对多见；诊断外阴腺癌时应注意除外其他部位的腺癌转移。⑤Paget's 病 分 3 种类型：Ⅰ型，最常见，是原发于皮肤的一型特殊外阴表皮内癌，肿瘤细胞（Paget's 细胞）来自皮肤附属腺，沿导管到达表皮；Ⅱ型，表皮内腺癌伴有浸润；Ⅲ型，Ⅰ型 Paget's 病同时伴有原发性外阴皮肤或非皮肤腺癌。⑥恶性黑色素瘤 外阴第二常见的恶性肿瘤，约占3%。

术后病理应描述：肿瘤的病理类型、分级、浸润深度、有无脉管间隙受浸、手术切缘和肿瘤基底是否切净、淋巴结转移的部位和数目等。

四、辅助检查

1. 外阴癌治疗前应检查血、尿、便三大常规，肝、肾功能和血清肿瘤标志物（鳞癌：SCC）等各项指标。

2. 胸部X线检查排除肺转移。PET、CT和MRI等影像学检查有助于发现腹股沟和盆腔肿大淋巴结，对淋巴结转移的诊断有一定参考价值。目前有学者认为B超指引下细针穿刺（FNA）活检是诊断腹股沟淋巴结转移的一种有发展前景的技术，其诊断的敏感性可达93%。外阴癌术前淋巴显影和核素检查，发现并识别腹股沟前哨淋巴结等。

3. 治疗前常规行宫颈/阴道细胞学检查，明确是否同时合并宫颈和/或阴道病变；必要时行阴道镜检查及镜下活检除外CIN（cervical intraepithelial neoplasia，宫颈上皮内瘤变）和VAIN（vaginal intraepithelial neoplasia，阴道上皮内瘤变）。

4. 对于晚期外阴癌患者，应行膀胱镜和直肠镜检查，了解尿道、膀胱和直肠黏膜受侵情况。

五、分期

外阴癌的分期有FIGO（国际妇产科联盟）分期和UICC（国际抗癌联盟）的TNM分期。自1988年外阴癌就采用FIGO手术病理分期，于1994年进行了新的修改，将Ⅰ期外阴癌按照肿瘤的浸润深度进一步分为ⅠA和ⅠB期。两种分期对应的具体情况见表1.1。

表1.1 外阴癌的 FIGO 和 UICC 分期

FIGO 分期	肿瘤范围	UICC 分期
0	原位癌（浸润前癌），VIN Ⅲ	Tis
Ⅰ	肿瘤局限于外阴和/或会阴，肿瘤最大直径≤2cm，无淋巴结转移	$T_1N_0M_0$
ⅠA	间质浸润深度≤1.0mm*	$T_{1a}N_0M_0$
ⅠB	间质浸润深度>1.0mm*	$T_{1b}N_0M_0$
Ⅱ	肿瘤局限于外阴和/或会阴，肿瘤最大直径>2cm，无淋巴结转移	$T_2N_0M_0$
Ⅲ	任何大小的肿瘤浸及尿道下段、阴道、肛门和/或单侧腹股沟淋巴结转移	$T_3N_0M_0$
		$T_1N_1M_0$
		$T_2N_1M_0$
		$T_3N_1M_0$
Ⅳ		
ⅣA	任何大小的肿瘤浸及膀胱黏膜、直肠黏膜、尿道上段黏膜，或肿瘤固定于骨盆和/或双侧腹股沟淋巴结转移	$T_1N_2M_0$
		$T_2N_2M_0$
		$T_3N_2M_0$
		$T_4N_{0-2}M_0$
ⅣB	任何远处转移，包括盆腔淋巴结转移	任何 T、N、M_1

* 浸润深度的测量是从邻近最表浅真皮乳头的皮肤-间质结合处至浸润的最深点。
T：原发肿瘤。N：区域淋巴结；N_0：无腹股沟淋巴结转移；N_1：单侧腹股沟淋巴结转移；N_2：双侧腹股沟淋巴结转移。M：远处转移；M_0：无远处转移；M_1：远处转移。

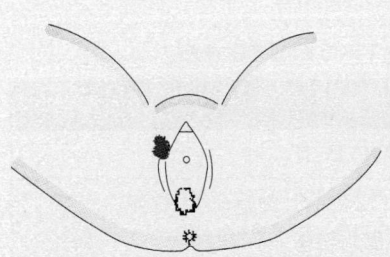
图 1.1 外阴肿瘤的示意图
描述：肿瘤的部位、大小、形态、质地、活动度、与周围脏器的关系

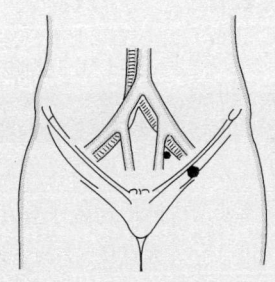
图 1.2 外阴癌淋巴结转移示意图
描述：淋巴结的部位、大小、数目、质地、是否融合及活动度

第四节 治 疗

一、手术治疗

外阴癌治疗以手术为主，传统的手术方式是 Tausing 和 Way 首先开展并推广应用的根治性外阴切除＋双侧腹股沟淋巴结切除的蝶形整块切除术。但该术式创伤大、术后并发症多，且影响外阴的外形和性功能，甚至导致患者出现精神心理障碍，目前已很少采用这种术式。近年，随着对外阴癌生物学行为的了解及治疗经验的总结，外阴癌的手术治疗发生了很大改变，尤其对早期外阴癌强调个体化、人性化的治疗，而局部晚期或晚期外阴癌则强调多种方法的综合治疗。

1. 外阴癌的术式及适应证　①局部广泛或扩大切除术：适用于 VIN Ⅲ（原位癌）、IA 期外阴癌（浸润深度≤1mm，无淋巴脉管间隙受浸）。通常 VIN Ⅲ（原位癌）可行浅表性外阴皮肤局部扩大切除术，切缘距病灶至少 0.5～1cm；若病变位于肛周或阴蒂者可采用激光治疗。IA期的手术侧切缘距肿瘤至少1cm,深度至少1cm(应达泌尿生殖隔的浅筋膜)。多数文献报道肿瘤浸润深度≤1mm者几乎无腹股沟淋巴结转移,且远期预后好,因此腹股沟淋巴结无需处理。②局部广泛切除或单侧(半)外阴根治性切除+同侧腹股沟淋巴结切除:适用于IB期和部分II期的侧位型外阴癌。侧位型I期外阴癌对侧腹股沟淋巴结转移的阳性率<1%,但当同侧腹股沟淋巴结转移时可能会干扰肿瘤正常的淋巴引流通路,发生对侧腹股沟淋巴结转移。因此,当同侧腹股沟淋巴结组织学证实转移时应行双侧腹股沟淋巴结切除。③根治性外阴切除+双侧腹股沟淋巴结切除术:适用于IB期中心型外阴癌、肿瘤位于或累及小阴唇前段的外阴癌和所有的中晚期(II期以上)外阴癌。此术式已由传统的整块蝶型切除逐渐演进为现代广泛采用的外阴和腹股沟区三切口的非整块切除术,大大缩短了住院时间,促进了伤口愈合,且两种术式经多年临床观察比较,其生存率未降低,切除的淋巴结数目未减少,保留"皮肤桥"(位于外阴和腹股沟切口之间的皮肤组织)的复发率低(<1%)。

20世纪90年代后,多数学者推荐腹股沟浅淋巴结切除术代替根治性腹股沟淋巴结切除术,认为深腹股沟淋巴结切除不提高生存率,但在腹股沟浅淋巴结切除淋巴结阴性者中仍有5%~7%的患者出现腹股沟区复发,而深腹股沟淋巴结切除淋巴结阴性者的复发率<1%。因此,推荐行腹股沟浅淋巴结和股淋巴结至上方的Cloquet淋巴结切除,不主张再行盆腔淋巴结切除,可保留大隐静脉,减少术后下肢并发症。

扩大根治或超广泛外阴切除及双侧腹股沟和盆腔淋巴结切除术,因该手术创伤大、术后并发症多、影响患者的生活质量,目前已很少施行。

2. 外阴癌手术体位和切口的选择 ①体位:外阴癌患者手术时的体位要求仰卧位、双下肢外展,约呈60度。术后可保持"蛙腿式"体位,减小腹股沟伤口的张力,同时有利于外阴伤口的敞开引流，利于伤口的愈合。且术后护理对促进伤口的愈合非常重要。②外阴根治性切除+双侧腹股沟淋巴结切除术的切口有2种类型。A："蝴蝶型"切口。是将双侧腹股沟淋巴结和外阴肿瘤进行整块切除的切口（见图1.3），是外阴癌根治性切除的传统术式。一般自髂前上棘内下方始，经耻骨联合上缘中点，沿腹股沟反折线作弧形切口；沿双侧腹股沟和股阴唇皱褶经会阴体汇合。需切除所有的皮肤、皮下组织、脂肪、淋巴结和浅静脉。该切口术后裂开和感染的几率大，伤口愈合困难，目前基本被"三切口"非整块切除的改良外阴根治术替代。B："三切口"非整块切除。是目前外阴癌根治术常采用的切口，距肿瘤边缘至少2cm，但还应根据肿瘤的范围而定。若肿瘤靠近或累及尿道和/或肛门，在估计不会引起尿失禁或肛门失禁的情况下可切除1cm的远端尿道或部分肛门括约肌。腹股沟切口可采用与腹股沟韧带平行的（见图1.4，在腹股沟韧带上方，自髂前上棘内2cm至阴阜皮肤外1cm），或经过腹股沟韧带的纵形切口（见图1.5，上自髂前上棘内3cm，下止股三角顶点）。

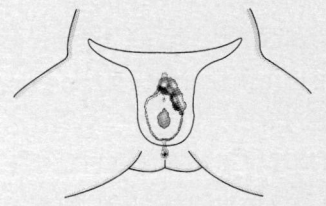

图1.3 外阴癌的"蝴蝶型"切口

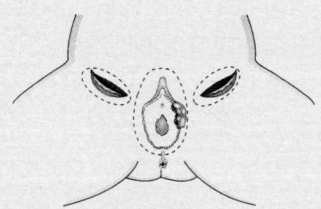

图1.4 外阴癌"三切口"——与腹股沟韧带平行

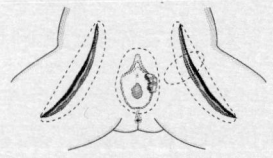

图1.5 外阴癌"三切口"——经腹股沟韧带纵形切口

第一章 外阴癌

3. 术后的常见并发症及其防治 ①手术伤口裂开或坏死：外阴癌术后伤口包括外阴和腹股沟两部分。外阴伤口的愈合与充分的术前准备和术后护理密不可分。术前用高锰酸钾外阴坐浴、阴道冲洗及抗生素预防感染等，可清除外阴肿瘤的坏死组织，保持外阴清洁，控制感染，可使癌周组织的炎性水肿消退，促进术后伤口的愈合。术后应加强抗生素治疗、外阴及腹股沟伤口的加压包扎（可用胸带包扎）和持续负压引流、大小便后的清洁护理、保持外阴的干燥、及时换药并清除坏死组织，可同时配合使用促进上皮和肉芽组织生长的药物，以减少伤口的裂开和坏死，加快伤口的修复愈合。对于肿瘤体积较大，术后组织缺损多的外阴癌患者，在切除肿瘤的同时进行外阴重建。②下肢淋巴水肿：外阴癌患者腹股沟淋巴结切除术后远期可出现下肢不同程度的淋巴水肿，尤其合并术后腹股沟区或盆腔淋巴区放疗者，可出现严重的下肢淋巴回流障碍，下肢粗如象腿，俗称"橡皮腿"。但术中仔细结扎血管和淋巴管，术后放置引流管进行持续负压吸引（根据日引流量一般保留不少于 5~7 天），抬高患肢及穿适度的弹力袜等，可减少下肢淋巴水肿的发生。目前，有学者采用保留大隐静脉的腹股沟淋巴结切除及前哨淋巴结切除的方法，减少下肢的淋巴回流障碍，但其安全性尚在研究中。

二、放射治疗

外阴组织潮湿，皮肤黏膜对放射线的耐受较差，易出现放疗反应，从而限制了外阴癌的照射剂量，难以达到鳞癌根治的放疗剂量。因此，外阴癌单纯放疗的疗效差，局部复发率高。放疗通常作为外阴癌的术前、术后辅助治疗或晚期外阴癌综合治疗的一部分，减小超广泛手术的创伤和改善外阴癌患者的预后。

1. 术前放疗 可缩小肿瘤体积、利于手术切除、保留器官功能并提高手术疗效。主要用于外阴肿瘤体积大，范围广，累及尿道、阴道和肛门，手术切除困难，影响排尿、排便功能的患者。一般用直线加速器或 Co^{60} 机对准外阴垂直照射或沿肿瘤基底切线照射，照射野的设计取决于肿瘤的大小和部位，但应避开肛门，肿瘤的照射剂量（DT）可达 40GY。若肿瘤侵犯阴道，可同时行阴道塞子腔内放疗。

2. 术后放疗 用于术后病理具有高危因素的患者，包括手术侧切缘或基底未净、肿瘤距切缘近（<1cm）、腹股沟淋巴结转移（尤其多个腹股沟淋巴结转移或肿瘤侵透淋巴结包膜者）。

术后放疗以体外照射为主，照射野有外阴区（手术切缘或基底未净和肿瘤距切缘近者）和腹股沟区（腹股沟淋巴结转移者）。外阴区：根据肿瘤残存部位确定。腹股沟区：有 2 种设野方式；A. 腹股沟野（见图 1.6）：以腹股沟韧带为中心，上、下界与腹股沟韧带平行，内侧界达耻骨结节，外侧界达髂前上棘内 1cm，大小约（8~12）cm×（12~14）cm；B. 腹股沟阴阜野（见图 1.7）：用于病变较晚或阴阜部位皮下切除不够者。如果有腹股沟淋巴结或盆腔淋巴结转移者，应追加盆腔后野照射，补充盆腔淋巴结的照射剂量。镜下残存肿瘤或腹股沟淋巴结切除术后有微小转移者，放疗剂量至少达 50GY；有多个淋巴结转移或淋巴结包膜外浸润者，剂量应达 60GY。多采用 X 线和电子线相结合的照射技术（根据肿瘤的深度选择电子线的能量），每周照射 5

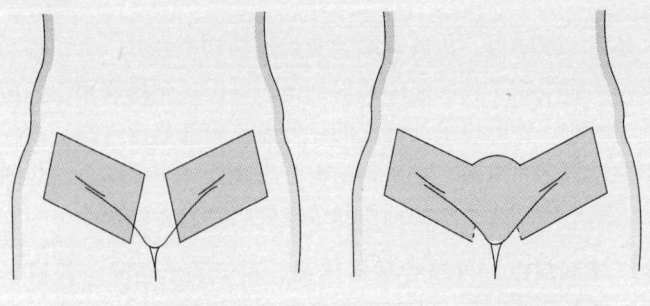

图 1.6 腹股沟野　　　　图 1.7 腹股沟阴阜野

次,每次DT1.8~2.0GY的分割方式照射。如果腹股沟淋巴结明显肿大,可先连同周围组织大块切除肿大淋巴结,经病理确诊后行腹股沟区放疗,可减轻下肢水肿。

多数学者报道术后辅助放疗可明显降低肿瘤的复发率,并改善患者的生存质量。

3. 单纯放疗 主要用于病变范围广、侵及周围脏器、肿瘤固定无法切除的某些晚期肿瘤患者,或有严重合并症不能耐受手术及拒绝手术治疗的患者。照射方式和设野大小同术后放疗。

外阴癌因放疗剂量受限,因此单纯放疗的疗效较差,常需在根治量放疗后切除残存的肿瘤,提高肿瘤的控制率并改善生存。肿瘤的局部控制率与照射剂量呈正相关,但外阴受量40GY,保护不好即出现明显的放疗湿性反应、脱皮和溃疡等。出现严重的放疗反应时,中间可休息1~2周,待反应减轻或消退后再继续放疗。若外照射剂量达40~50GY时,根据肿瘤的消退情况补加组织间插植放疗或缩野后追加照射剂量,可提高肿瘤的控制率。另外,外阴癌腹股沟淋巴结放疗的效果比手术差,其复发率明显高于手术切除的患者,但对腹股沟淋巴结阴性者两种治疗方法的疗效相仿。

外阴癌放疗剂量>60GY,尤其合并近距离治疗时,常出现中、重度并发症,如直肠狭窄、直肠-阴道瘘、骨或皮肤或阴道坏死等,严重时需手术处理。

三、化疗/同步化放疗

外阴癌单纯化疗的效果较差,常与放疗联合或同步放化疗治疗晚期和复发性外阴癌,可避免盆腔脏器清除术,减少手术创伤和并发症,提高肿瘤控制率和生存率,但同步放化疗治疗外阴癌的疗效尚需进一步验证。

外阴癌的化疗目前尚无标准方案，文献报道的常用方案有：

1. PF 方案：DDP 50mg/m^2 静脉滴注，化疗第 1 天；
5-FU 1g/m^2/24h 静脉持续滴注 96 小时；
每 4 周重复化疗。

2. MF 方案：MMC 10mg/m^2 静脉滴注，化疗第 1 天；
5-FU 1g/m^2/24h 静脉持续滴注 96 小时；
每 4 周重复化疗。

第五节 疗后随诊

外阴癌治疗后 70% 的肿瘤复发发生在 2 年内。因此，患者治疗后的前 2 年应密切追随，需每 3 个月复查 1 次；第 3~5 年，每 6 个月复查 1 次；以后每 1 年复查 1 次。在外阴癌的疗后随诊中还必须注意以下几点：

1. 仔细地进行临床检查（包括全身检查和妇科检查）。
2. 发现局部或区域复发时，应排除盆腔、胸部和骨转移。
3. 必要时作盆腔和腹膜后淋巴结的影像检查，如 B 超、CT、MRI 乃至 PET。
4. 肿瘤标志物检查，如 SCC。

第六节 其 他

一、复发性外阴癌

1. 定义 指外阴癌经根治性治疗 6 个月后，在外阴、腹股沟等治疗部位出现与原发肿瘤相同病理性质的肿瘤，即诊断外阴癌复发；治疗区外的组织、器官出现肿瘤，则诊断外阴癌转移。

2. 复发的部位和时间 外阴癌总的复发率为 12.6% ~ 49.8%，多数作者报道的复发率在 30% 左右。70% 的复发发生在疗后 2 年内，以局部复发为主。外阴癌的复发部位与初次治疗到复发的间隔时间和初治时的腹股沟淋巴结状态有关。

3. 治疗 复发性外阴癌的治疗受肿瘤复发部位、初次治疗的方法、患者的一般状态等多种因素的制约。一般局部或孤立性的肿瘤复发采用手术治疗，术后辅以放疗；不能耐受手术的局部复发者或复发肿瘤限于盆腔和外阴的多部位复发者也可采用放疗或放化疗联合；而远处转移者仅适用于化疗。经手术和放疗之后复发的肿瘤，再治疗困难。

二、外阴恶性黑色素瘤

1. 临床特征 外阴恶性黑色素瘤是女性生殖道黑色素瘤中最常见的类型，居外阴恶性肿瘤的第二位。多发生在 50 岁以上的成年女性。常由外阴黑痣恶变而来，呈棕褐色或蓝黑色的隆起样或扁平样结节，也可表现为息肉样或乳头样结节，肿瘤晚期时还可表现为溃疡状；另外，约有 10% 患者的病灶不含黑色素细胞，外观与外阴的鳞状上皮原位癌类似，此部分患者称为无色素的恶性黑色素瘤。肿瘤可发生在外阴的任何部位，但好发于外阴的光滑皮肤和黏膜处（如大阴唇内侧、小阴唇和阴蒂等处），其次为毛发区皮肤与光滑皮肤交界处，最后为毛发区皮肤（如阴阜区）。

2. 诊断 外阴恶性黑色素瘤的诊断除根据病史和临床特征外，主要依靠肿瘤的组织学病理检查确诊。组织活检最好是将病灶完整切除，切缘距肿瘤至少 1cm。用抗黑色素瘤特异性抗体（HMB-45）、S-100 和 NSE 等标志物进行免疫组化染色可协助黑色素瘤的诊断和鉴别诊断，尤其对无色素的恶性黑色素瘤患者更重要。

3. 分期 仍沿用 FIGO 规定的外阴癌的临床病理分期。但也有学者提出分期可参考美国癌症联合会（AJCC）和国际抗癌联盟（UICC）制定的皮肤黑色素瘤的分期系统。

4. 治疗 外阴恶性黑色素瘤的恶性程度高，预后差，容易复发和转移。但其总的治疗原则同外阴鳞癌，以手术治疗为主。近年，对早期外阴恶性黑色素瘤的手术更趋向保守，可行根治性局部切除，切缘距肿瘤边缘应在 1~2cm。晚期患者术后应辅助生物治疗或生物化疗（生物治疗与化疗联合），生物治疗在恶性黑色素瘤的治疗中占有重要地位，而生物化疗的有效率明显高于单纯化疗和单纯生物治疗。常用的化疗药物有氮烯脒胺（DTIC）、双氯乙烯亚硝脲（BCNU）、顺铂（DDP）、长春新碱（VCR）和替莫唑胺（temozolomide）等。常用的生物治疗有干扰素（IFN-α）和白细胞介素-2（IL-2）。推荐的化疗方案有 BDPT 和 PVD 方案。

BDPT 方案：

  BCNU 150mg/m² 静脉滴注 第 1 天 每 6 周重复

  DTIC 200mg/m² 静脉滴注 第 1~3 天 每 3 周重复

  DDP 20mg/m² 静脉滴注 第 1~3 天 每 3 周重复

  TAM 10mg   口服   每天 3 次连服

  6 周为一疗程

PVD 方案：

  DDP 20mg/m² 静脉滴注 第 1~4 天

  DTIC 200mg/m² 静脉滴注 第 1~4 天

  VLB 1.5mg/m² 静脉注射 第 1~4 天

  每 3~4 周重复，为一个疗程

上述化疗可与干扰素和白介素-2 生物治疗联合，IFN-α 3 MIU/次，皮下注射；IL-2 3 MIU/次，皮下注射；IFN-α 与 IL-2 隔日交替注射，连续用药 6~8 周。

三、外阴佩吉特病(Paget's disease)

1. 外阴 Paget 病是发生于外阴皮肤的一种特殊类型的癌性疾病。其特征性的肿瘤细胞——Paget 细胞来源于皮肤胚胎生发层的多潜能基底细胞。本病病程长,发展缓慢,可经久不愈,主要发生在围绝经期和绝经后妇女,常主诉外阴瘙痒。外阴病变呈湿疹样的红色斑片,边界清晰,表面有渗出结痂或角化脱屑。绝大多数外阴 Paget 病为表皮内癌,但部分患者伴有皮下浸润,还有20%~30%的患者合并浸润性腺癌(外阴汗腺癌等)。伴有皮下浸润及合并浸润性腺癌的患者可发生腹股沟淋巴结转移。

2. 该病确诊需组织活检,病理学证实。

3. 外阴 Paget 病一般需行浅表性的外阴皮肤切除。由于真皮层潜在的组织学改变常超过临床可见病变的范围,故手术切口距病灶边缘应有一定的距离,确保病变切净,减少局部复发。必要时,术中需冰冻病理明确切缘情况。若伴有皮下浸润或合并浸润性腺癌时,应按外阴浸润癌处理,行外阴根治性切除+腹股沟淋巴结清扫。

(李淑敏 孙建衡)

参考文献

1. 俞高志. 外阴癌的治疗 159 例分析. 中华妇产科杂志,1984,19:162.
2. 章文华,孙建衡. 放疗与手术综合治疗晚期外阴癌. 中华妇产科杂志,1992,14:375.
3. 白萍,孙建衡. 外阴癌两种手术方式的比较. 中华妇产科杂志,1994,29(9):542-544.

4. 白萍,孙建衡. 外阴 Paget's 病三例. 中华妇产科杂志,1995,30(1):49.
5. 王桂香,孙建衡. 外阴汗腺癌 7 例分析. 中华妇产科杂志,1997,32(2):90-93.
6. 王淑珍,孙建衡. 外阴癌临床治疗 309 例报告. 中华肿瘤杂志,2000,22(3):170-173.
7. 孙建衡. 妇科恶性肿瘤的近距离照射. 北京:中国协和医科大学出版社,2005:197-199.
8. 丁亚琴. 外阴癌//孙建衡. 妇科恶性肿瘤的放射治疗学. 北京:中国协和医科大学出版社,2002:71-87.
9. 吴令英,俞高志,张蓉,等. 外阴癌复发(附 55 例临床分析). 中国肿瘤临床,2003,30(9):634-637.
10. 张志毅,臧荣余. 外阴癌//张志毅,章文华. 现代妇科肿瘤外科学. 北京:科学出版社,2003:8-44.
11. 王淑珍,孙建衡. 外阴癌的诊断与治疗. 中华肿瘤防治杂志,2006,13(9):1-3.
12. 吴令英,刘炽明. 女性生殖道黑色素瘤//连利娟. 林巧稚妇科肿瘤学. 第 4 版. 北京:人民卫生出版社,2006:810-818.
13. 孔为民. 女性生殖系统恶性黑色素瘤//孙建衡. 妇科恶性肿瘤继续教育教程. 北京:中国协和医科大学出版社,2007:365-366.
14. 张小玲,盛修贵,李慧芹,等. 外阴恶性肿瘤保留大隐静脉的腹股沟淋巴结清扫术. 癌症,2007,26(3):290-293.
15. Hopkins MP, Reid GC, Vettrano I, et al. Squamous cell carcinoma of the vulva: prognostic factors influencing survival. Gynecol Oncol, 1991, 43:113-117.
16. Burger MP, Hollema H, Emanuels AG, et al. The importance of the groin node status for the survival of T1 and T2 vulval carcinoma patients. Gynecol Oncol, 1995, 57:327-334.
17. Wahlen SA, Slater JD, Wagner RJ, et al. Concurrent radiation therapy and chemotherapy in the treatment of primary squamous cell carcinoma of the vulva. Cancer, 1995, 75:2289-2294.
18. Cunningham MJ, Goyer RP, Gibbons SK, et al. Primary radiation, cispla-

tin, and 5-fluorouracil for advanced squamous carcinoma of vulva. Gynecol Oncol, 1997, 66 : 258 - 261.
19. Perez CA, Grigsby PW, Chao KC, et al. Irradiation in carcinoma of the vulva: factors affecting outcome. Int J Radiat Oncol Biol Phys, 1998, 42 : 335 - 344.
20. Rhodes CA, Cummins C, Shafi MI. The management of squamous cell vulval cancer: a population based retrospective study of 411 cases. Br J Obstet Gynecol, 1998, 105(pp) : 200 - 205.
21. Maggino T, Landoni F, Sartori E, et al. Patterns of recurrence in patients with squamous cell carcinoma of the vulva. Cancer, 2000, 89 : 116 - 122.
22. Preti M, Ronco G, Ghiringghello B, et al. Recurrent squamous cell carcinoma of the vulva. Cancer, 2000, 88 : 1869 - 1876.
23. Han SC, Kim DH, Higgins SA, et al. Chemoradiation as primary or adjuvant treatment for locally advanced carcinoma of the vulva. Int J Radiat Oncol Biol Phys, 2000, 47 : 1235 - 1244.
24. Montana GS, F. A. C. R, Thomas GM, et al. Preoperative chemoradiation for carcinoma of the vulva with N2/N3 nodes: a Gynecologic Oncology Group study. Int J Radiat Oncol Biol Phys, 2000, 48 : 1007 - 1013.
25. Beller U, Sideri M, Maisonneuve P, et al. Carcinoma of vulva. J Epidemiol Biostat, 2001, 6 : 155 - 173.
26. Rouzier R, Haddad B, Plantier F, et al. Local relapse in patients treated for squamous cell vulvar carcinoma: incidence and prognostic value. Obstet Gynecol, 2002, 100 : 1159 - 1167.
27. Gordinier ME, Malpica A, Burke TW, et al. Groin recurrence in patients with vulvar cancer with negative nodes on superficial inguinal lymphadenectomy. Gynecol Oncol, 2003, 90 : 625 - 628.
28. Katz A, Eifel PJ, Jhingran A, et al. The role of radiation therapy in preventing regional recurrences of invasive squamous cell carcinoma of the vulva. Int J Radiat Oncol Biol Phys, 2003, 57 : 409 - 418.
29. Swan MC, Furniss D, Cassell OC. Surgical management of metastatic inguinal lymphadenopathy. Br Med J, 2004, 329 : 1272 - 1276.
30. Lataifeh I, Nascimento MC, Nicklin JL, et al. Patterns of recurrence and

disease-free survival in advanced squamous cell carcinoma of the vulva. Gynecol Oncol, 2004, 95 : 701 - 705.
31. Pinto AP, Schlecht NF, Pinto J, et al. Prognostic significance of lymph node variables and human papillomavirus DNA in invasive vulvar carcinoma. Gynecol Oncol, 2004, 92 : 856 - 865.
32. De Hullu JA, Oonk MH, van der Zee AG. Mordern management of vulvar cancer. Current Opinion in Obstet Gynecol, 2004, 16 : 65 - 72.
33. Bosquet JG, Magrina JF, Gaffey TA, et al. Long-term survival and disease recurrence in patients with primary squamous cell carcinoma of the vulva. Gynecol Oncol, 2005, 97 : 828 - 833.
34. Robison K, Steinhoff MM, Granai CO, et al. Inguinal sentinel node dissection versus standard inguinal node dissection in patients with vulvar cancer: a comparison of the size of metastasis detected in inguinal lymph nodes. Gynecol Oncol, 2006, 101 : 24 - 27.
35. Zhang X, Sheng X, Niu J, et al. Sparing of saphenous vein during inguinal lymphadenectomy for vulval maglignancies. Gynecol Oncol, 2007, 105 : 722 - 726.

第二章

阴 道 癌

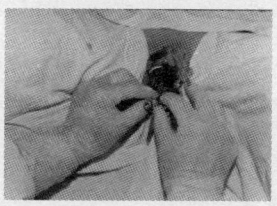

第一节　概述
第二节　诊治流程
第三节　诊断
第四节　治疗
第五节　疗后随诊
第六节　其他

第一节　概　述

阴道癌（carcinoma of the vagina）发病不多，约占女性生殖器官恶性肿瘤的1%~2%，有原发性和继发性之分。继发性多见，多来自盆腔器官，特别是生殖器官（如子宫颈浸润癌），阴道为最常受累部位；盆外器官癌如乳腺癌、肺癌、胃癌、肠癌亦可转移至阴道。原发癌不多见，而且常与子宫颈癌混淆。由于子宫颈癌多见，早年对原发性阴道癌诊断颇为严格，需宫颈完好无瘤方可诊断。现诊断原发性阴道癌应符合下述条件：①肿瘤原发于阴道；②排除来自生殖器官及生殖器外继发肿瘤的可能；③肿瘤累及宫颈阴道部并达宫颈口时应诊断宫颈癌；④累及外阴时属外阴癌；⑤局限于尿道生长诊断为尿道癌。

阴道癌90%为鳞状细胞癌，发病原因可能与阴道长期刺激、盆腔受过放射线照射有关，近年则认为可能与HPV感染有关。HPV感染导致阴道上皮内瘤变（vaginal intraepithelial neoplasia1、2、3，VAIN）发展为浸润癌，但证据远不如子宫颈癌充分。阴道腺癌发病不多，可能与阴道腺病、迷离于阴道的腺体有关。对年轻女子阴道透明细胞癌，20世纪70年代即有报道，与患者母亲妊娠时服用乙蔗酚有关，但国内无此报道。

阴道壁薄，与周围器官临近，如与膀胱、直肠间距不过3~5mm，且淋巴管丰富、彼此交汇。阴道上段向盆腔淋巴结引流，下段向腹股沟淋巴结引流，中段则可双向引流。故阴道癌治疗颇为困难，加之病例不多，较多病例的累积往往是几十年的结果，没有成熟的、统一的方案可依。治疗意见多系原则，以往治疗多以放疗为主。本病治疗极为强调个别对待。

第二节 诊治流程

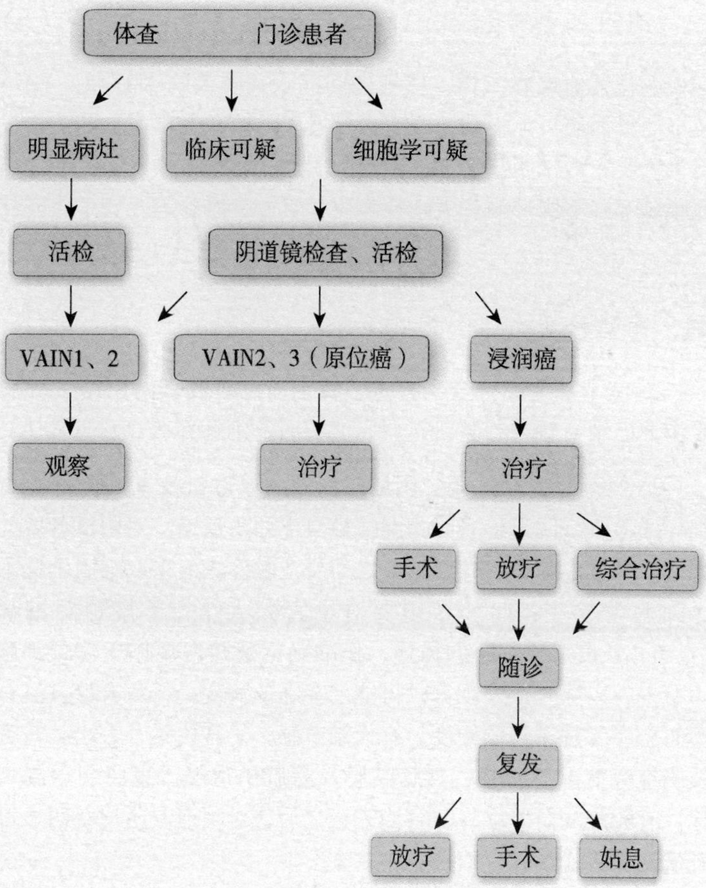

```
                    体查    门诊患者
                  ↓        ↓        ↘
              明显病灶  临床可疑   细胞学可疑
                ↓           ↓
              活检      阴道镜检查、活检
                ↓       ↙      ↓       ↘
            VAIN1、2  VAIN2、3（原位癌）  浸润癌
                ↓           ↓            ↓
              观察         治疗          治疗
                                    ↙    ↓    ↘
                                  手术  放疗  综合治疗
                                    ↘    ↓    ↙
                                       随诊
                                        ↓
                                       复发
                                    ↙    ↓    ↘
                                  放疗  手术  姑息
```

第三节 诊 断

一、询问病史

应与其他疾病一样,仔细询问病人病史及有关症状。VAIN 及早期浸润癌可无症状,或有白带增多及接触性出血;随病情发展黄色及赤白带明显增多,不规则阴道流血,血量增多;继之出现腰骶部、下腹部痛,大小便障碍、贫血、浮肿等。

二、体格检查

1. 应予常规进行全身检查,特别注意对浅表淋巴结(如腹股沟淋巴结)情况作详细记录,必要时作细针穿刺(FNA)。

2. 妇科检查对外阴、阴唇、前庭、尿道口及其周围部需特别仔细检查。阴道检查时勿漏掉窥具下的阴道壁。对阴道各壁的充血、粗糙、弹性不佳、结节之处要在触诊之前采取细胞学标本送细胞学检查,此外必须要对子宫颈大小、子宫颈阴道部(portio)长度等作细致的描述,作准确记录并常规作子宫颈细胞学检查,以除外或发现宫颈可能已存在的病变。行双合诊及三合诊时,应了解子宫颈硬度,有无结节感,子宫位置、大小,宫旁及阴道旁情况,膀胱、直肠黏膜及膀胱阴道隔、直肠阴道隔情况,有无浸润及厚度。三合诊完毕之后,对阴道及阴道壁明显可疑病变直接作活检。

三、辅助检查

1. 细胞学检查　目前仍有 2 套系统在临床使用,即巴氏系

第二章 阴道癌

统及 Bethesda（TBS）系统。对巴氏涂片Ⅱ级以上及 TBS 系统的 ASCUS 及非典型腺细胞均应行阴道镜检查，对可疑部位作活检。作阴道镜除确定病变部位外，尚应确定病变的范围，以便为以后治疗提供依据。在确定病变部位及范围时，碘及醋酸试验能有帮助。

2. 阴道镜检查及活检　对阴道上皮内瘤变及早期阴道癌的发现极有意义，但阴道有明显肉眼病变时可直接咬取活检。

3. 病理检查　癌症诊断要有病理证实。阴道癌病理多为鳞癌，少数为腺癌、透明细胞癌。病理诊断中需以分化程度分级：G1（高分化）、G2（中分化）、G3（低分化）。黑色素瘤、肉瘤不包括在本章内。

四、其他

影像学检查，如 B 超、CT、MRI，对盆腔病变及淋巴结转移可有帮助。但不能作为分期的依据。PET 可助于对复发肿瘤的诊断。鳞癌相关抗原（SCC）用于阴道癌的诊断及随诊中。

五、分期

阴道癌有 2 种分期，即 FIGO 临床分期及 UICC 的 TNM 分期。详见下表：

表2.1　阴道癌的 FIGO 和 UICC 分期　（2000 年）

FIGO	UICC	肿瘤范围
0 期	Tis	原位癌，上皮内瘤变Ⅲ级
Ⅰ期	$T_1N_0M_0$	肿瘤局限于阴道壁
Ⅱ期	$T_2N_0M_0$	肿瘤累及阴道下组织，但未扩散到骨盆壁

续表

Ⅲ期	$T_1N_1M_0$	
	$T_2N_1M_0$	
	$T_3N_0M_0$	肿瘤扩散到骨盆壁
	$T_3N_1M_0$	
Ⅳ期		肿瘤扩散范围超出真骨盆,或侵犯膀胱或直肠黏膜。泡样水肿不属于Ⅳ期
ⅣA	T_4、任何 N、M_0	肿瘤侵犯膀胱和/或直肠黏膜和/或超出真骨盆
ⅣB	任何 T、任何 N、M_1	肿瘤扩散到远处器官

第四节 治 疗

一、阴道上皮内瘤变(VAIN)的治疗

VAIN1 及部分 VAIN2 可观察。对 VAIN2、VAIN3 有明显肉眼局灶性病灶者可用 5-氟尿嘧啶软膏局部应用或电灼、局部切除及 LEEP 治疗。对局限于穹窿部 VAIN3 者,特别是无生育要求、年长者及合并子宫颈病变者可考虑连同子宫一并切除。

二、阴道浸润癌的治疗

阴道癌治疗前诊断应符合目前定义,明确病变范围十分重要,如病变大小、长度、部位(如前壁、后壁、侧壁、多壁、全阴道、上 1/3、中 1/3、下 1/3、上中 1/3 等),这些并未包括在分期中,但与治疗的个体化和预后有关。

阴道癌由于解剖及淋巴引流关系,加之病例少,较多病例往往是多年的积累,经验总结难以全面,治疗颇为困难。以往治疗

第二章 阴道癌

原则笼统说为上1/3病变按子宫颈癌、下1/3按外阴癌治疗。按目前技术情况，结合以往报道，虽提出以下几个方面，但治疗极为强调个别对待和剂量与临床相结合的原则。

1. 放疗 适应证较为广泛，各期别及各类情况均可采用放射治疗。除Ⅰ期中病变局限、边界清楚可行单纯近距离放疗（腔内放疗及组织间放疗）外，其他情况均应采用近距离照射与体外（远距离）照射配合治疗。局限于穹窿部肿瘤可按子宫颈癌放疗方法治疗。其他情况，特别对累及范围广、多壁病变，采用以体外为主、近距离治疗为辅的放疗方法较为合理。体外照射有全盆、多野等中心等方式。3-DCRT、MIRT可用于增加局部剂量。近距离照射可腔内或组织间插置，参照点可以选用肿瘤基底，或直肠前壁、膀胱后壁相应点。参照点处总剂量（腔内+体外）为60~70GY。中、下段肿瘤对腹股沟淋巴区照射可参照外阴癌的方法。若需包括髂外淋巴结转移者，需将野加以改良，以增加髂血管区的剂量，亦可用3-DCRT、MIRT技术增加局部剂量。

2. 手术 穹窿部Ⅰ期肿瘤按子宫颈癌手术行广泛子宫切除+盆腔淋巴清扫，更强调阴道壁及阴道旁切除。近阴道口肿瘤行部分阴道及部分外阴切除+腹股沟淋巴清扫。其他情况因涉及手术范围太大，有技术、疗效、生活质量等问题，不如考虑放疗或综合治疗为宜。

3. 化疗 单纯化疗用于晚期病例的姑息治疗，放化疗同期治疗受到重视，方案同子宫颈癌。

4. 综合治疗 对部分Ⅰ期病例作保留阴道、局部切除者可协同放疗进行综合治疗；中、晚期患者或疑有盆外及区域淋巴结转移者可放化疗同期治疗。化疗方案同子宫颈癌。

三、复发癌的治疗

放疗后阴道及宫颈复发,若适于手术,争取做子宫、阴道切除。子宫、全阴道切除者则需阴道再建。部分复发患者可考虑行盆腔廓清术(exenteration)。

手术后复发依复发部位、以往手术及邻近器官情况选择放疗方法。不适于放疗的部分复发患者可考虑行盆腔廓清术。

盆腔廓清术有手术指征、技术难度、生存及生活质量和评价等问题,实施前应仔细权衡。

对不适于手术及放疗者,可化疗姑息及对症处理。

第五节 疗后随诊

完成治疗计划后应行临床评估,包括常规的临床检查、必要的影像学及肿瘤标志物检查。特别要仔细的行妇科检查。检查见肿瘤消失、无可疑病灶、剂量足够,即可结束治疗。第一次随诊宜在疗后 2 月内,以判断是否需追加治疗,并决定下次随诊时间。一般疗后前 2 年,每 3 个月随诊 1 次;第 3~5 年,每 6~12 个月随诊 1 次;以后每 1 年 1 次,但需以每次随诊结果来定。随诊时盆腔检查结合必要的影像检查及肿瘤标志物来评估。

第六节 其 他

一、治疗的注意事项

1. 设计治疗计划时要以盆腔检查为主,参考影像学资料。

2. 由于直肠、膀胱与阴道靠得太近，放射治疗时患者及治疗容器稍有移动，即可对受量产生影响。

3. 治疗过程要注意对疾病的观察，局部肿瘤大小改变时，要检查治疗计划是否需要调整。

4. 治疗过程要重视患者主诉，双便常规检查及直肠指检可协助评估直肠、膀胱受量情况。

5. 个别对待及临床与剂量相结合的原则是治疗成功的关键。

6. 对转院治疗的患者，原治疗医院应将诊治情况（包括病理切片及影像学资料）全部介绍。

二、预后有关因素

临床期别、肿瘤大小、分化程度、肿瘤部位（肿瘤位于阴道上1/3、后壁者预后较好）等为独立预后因素。

（孔为民　孙建衡）

参考文献

1. 李淑敏. 阴道癌//孙建衡. 妇科恶性肿瘤继续教育教程. 北京：中国协和医科大学出版社，2007：344-353.
2. 孔为民，孙建衡. 高剂量率近距离放射治疗原发性阴道癌51例效果观察. 中华妇产科杂志，2002，37（2）：94-96.
3. 李淑敏，章文华，吴令英，等. 原发性阴道腺癌24例临床分析. 癌症，2002，21（1）：83-86.
4. 楼洪坤，孔为民. 原发性阴道癌//孙建衡. 妇科恶性肿瘤放射治疗学. 北京：中国协和医科大学出版社，2002：95-106.
5. 楼寒梅，楼洪坤. 70例原发性阴道癌治疗的临床报告. 实用癌症杂志，1999，14（4）：300-302.

6. 丁亚琴，蔡树模，王香娥，等．60 例原发性阴道癌的治疗．肿瘤，1990，10：10.

7. 孙建衡，章文华，李爱苓，等．114 例原发性阴道癌临床报告．中华肿瘤杂志，1987，9：457.

8. 刘淑香．原发性阴道癌93 例临床分析．上海医学，1980，3：1-3.

9. Samant R, Tam T, Dahrouge S, et al. Radiotherapy for the treatment of primary vaginal cancer. Radiother Oncol, 2005,77(2)：133-136.

10. Grigsby PW. Vaginal cancer. Curr Treat Options Oncol, 2002,3(2)：125-130.

11. Pingley S, Shrivastava SK, Sarin R, et al. Primary carcinoma of the vagina: Tata Memorial Hospital experience. Int J Radiat Oncol Biol Phys, 2000, 46(1)：101-108.

12. Urbański K, Kojs T, Reinfuss M, et al. Primary invasive vaginal carcinoma treated with radiotherapy: analysis of prognostic factors. Gynecol Oncol, 1996, 60(1)：16-21.

13. Stock RG, Chen AS, Seski J. A 30-year experience in the management of primary carcinoma of the vagina: analysis of prognostic factors and treatment modalities. Gynecol Oncol, 1995, 56(1)：45-52.

14. Kirkbride P, Fyles A, Rawling GA, et al. Carcinoma of the vagina-experience at the Princess Margaret Hospital(1974-1989). Gynecol Oncol, 1995, 56(3)：435-443.

15. Nanavati PJ, Fanning J, Hilgers RD, et al. High-dose-rate brachy therapy in primary stage I and II vaginal cancer. Gynecol Oncol, 1993, 51(1)：67-71.

16. Long HJ 3rd, Cross WG. Wieand HS, et al. Phase II trial of methotrexate, vinblastine, doxorubicin, and cisplatin in advanced/recurrent carcinoma of the uterine cervix and vagina. Gynecol Oncol, 1995,57(2)：235-239.

17. Thigpen JT, Blessing JA, Homesley HD, et al. Phase II trial of cisplatin in advanced or recurrent cancer of the vagina: a Gynecologic Oncology Group study. Gynecol Oncol, 1986, 23(1)：101-104.

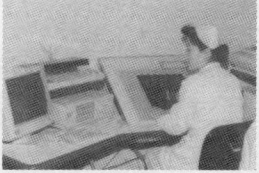

第三章

子宫颈癌

第一节　概述
第二节　诊治流程
第三节　诊断
第四节　治疗
第五节　疗后随诊

第一节 概 述

子宫颈癌（carcinoma of the uterine cervix）是妇女常见的恶性肿瘤，特别是在发展中国家。全世界每年新发子宫颈癌近50万人，约80%在发展中国家，中国约占1/3。全世界每年大约有20万妇女死于子宫颈癌，根据1990—1992年我国对22个省市1/10人口抽样调查发现子宫颈癌死亡率由70年代的10.28/10万下降至90年代的3.25/10万，死亡率下降了68.4%，从癌症死亡的第二位降至第三位。但是，近年来我国局部地区子宫颈癌发病率及死亡率有增长及发病年轻化的趋势。子宫颈癌的防治仍然是广受关注的重要问题。

子宫颈癌的发生有一个过程：经由子宫颈上皮内瘤变发展为子宫颈癌。自20世纪70年代后，子宫颈癌的病因学研究取得了进展，明确了高危型HPV感染是子宫颈癌的主要病因。目前已研制出HPV疫苗，经初步验证，对预防子宫颈上皮内瘤变及子宫颈癌均取得了良好效果。

子宫颈癌发病有关因素有较早性生活、多个性伴侣、早婚、早产、多孕、多产、吸烟、包皮垢、经济情况低下和卫生条件差等。

子宫颈癌的根治疗法有手术及放射治疗，二者均有100余年的历史。Wertheim术的首次施行及Curie夫妇发现镭均发生于1898年，20世纪50年代前子宫颈癌手术由于放射治疗的发展曾停滞近30年，直至20世纪40年代后期子宫颈癌根治术才又复兴。手术主要流派有Wertheim-Meigs、冈林、Schaüta（经阴道）等，手术中在子宫广泛切除与淋巴清扫的处理上有整块切除（en bloc）及分别切除。不少学者在临床实践中作了改良。我国

第三章 子宫颈癌

子宫颈癌根治术始于20世纪50年代。放射治疗始于腔内镭疗，腔内放疗与体外照射为子宫颈癌基本疗法。腔内放疗流派颇多，早年有斯德哥尔摩、巴黎、曼彻斯特三派最有影响。我国子宫颈癌放疗始于20世纪20—30年代，并有北京型镭容器用于临床治疗，形成北京治疗体系。由于镭的缺点及对工作人员的防护问题，20世纪50年代后镭逐渐被淘汰，被人工同位素 ^{60}钴、^{137}铯、^{192}铱所取代，而由腔内镭疗沿袭下来的传统腔内放疗被后装治疗取代。当代后装治疗由电脑控制的治疗计划系统及治疗控制系统实施。现代后装治疗放射源主要为 ^{192}铱，此外我国在20世纪末 ^{252}锎后装机也用于临床。体外照射由早期的深层X线机→^{60}钴机→加速器实施。

化疗长期以来一直未在子宫颈癌治疗中取得根治治疗的位置，但近些年来在综合治疗中的作用受到关注（如新辅助化疗），特别是20世纪末本世纪初的放化疗同期治疗取得明显效果，这一工作在临床正进行深入的研究。

子宫颈癌易于早期发现，是看得见、触得到的肿瘤，临床前期又有细胞学、阴道镜协助得以诊断。子宫颈癌又是治疗效果颇好的恶性肿瘤，随着经济情况改善、国民素质的提高、防癌宣传深入、知识的普及、疫苗的成功制备，子宫颈癌的防治充满乐观的前景。

第二节 诊治流程

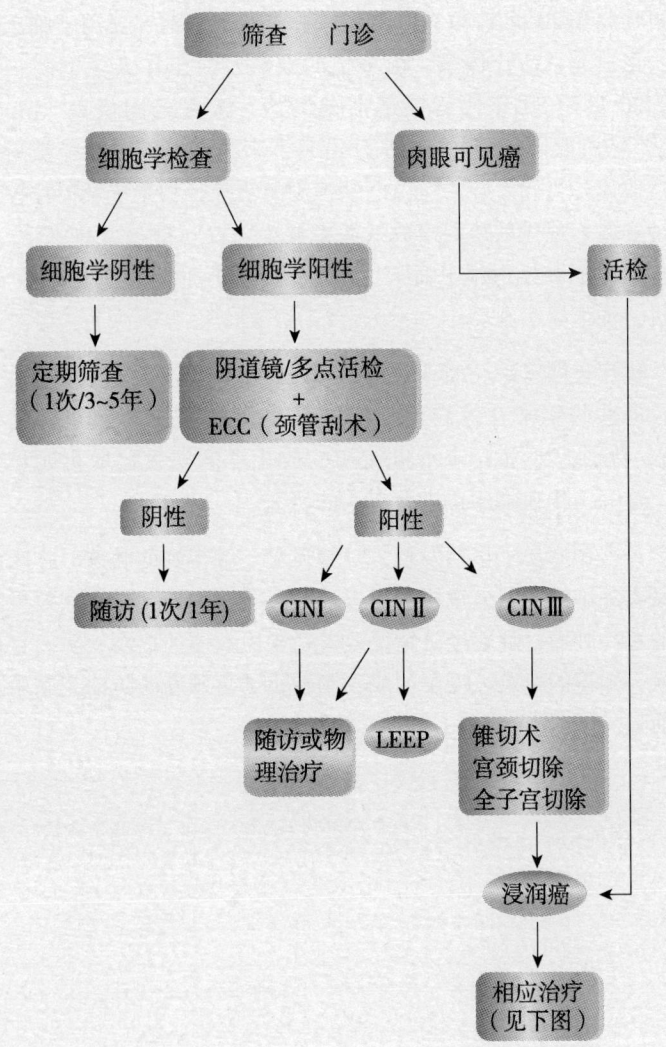

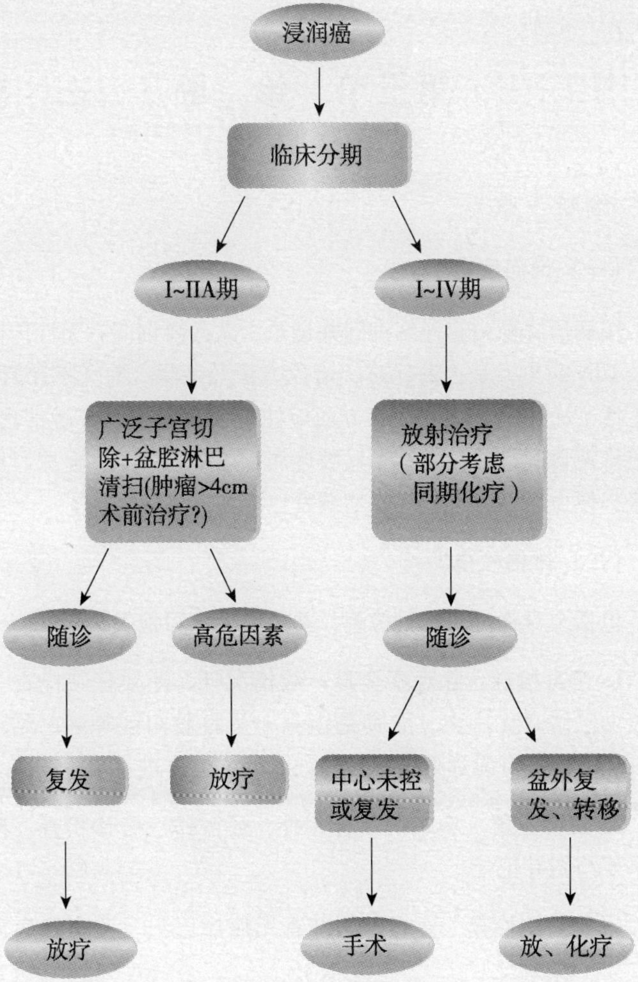

第三章 子宫颈癌

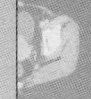

```
浸润癌
  ↓
临床分期
 ↙    ↘
Ⅰ~ⅡA期   Ⅰ~Ⅳ期
  ↓        ↓
广泛子宫切    放射治疗
除+盆腔淋巴   (部分考虑
清扫(肿瘤>4cm  同期化疗)
术前治疗?)
 ↙   ↘       ↓
随诊  高危因素   随诊
 ↓     ↓      ↙   ↘
复发   放疗   中心未控  盆外复
              或复发   发、转移
 ↓            ↓        ↓
放疗          手术     放、化疗
```

35

第三节 诊 断

一、诊断步骤

（一）询问病史

按病历各项内容详细询问并记录，尤其要询问有无性传播疾病及 CIN 病史，是否治疗过，治疗方法及效果，有无多个性伴，性生活开始年龄。临床症状方面应注意阴道流血、接触性出血、阴道排液情况，并注意有无盆腔疼痛、尿频、尿急、血尿、肛门坠胀、便血、下肢水肿等晚期继发性症状。

（二）体格检查

包括全身检查及妇科检查，并按要求填写检查结果。

1. 全身检查 除观察全身一般情况外，还要仔细检查全身浅表淋巴结有无肿大，尤其是锁骨上及腹股沟区等淋巴结。此外，还应检查有无远处转移灶，如可疑，应作进一步检查。

2. 妇科检查 除妇科双合诊外，还需作三合诊检查。检查结果要绘图并记录。

（1）外阴检查 注意外阴部有无癌瘤侵犯及湿疣等病毒感染病灶。

（2）窥阴器检查 观察阴道穹窿深浅，有无肿瘤浸润及浸润范围，宫颈及其赘生物大小、部位、类型、子宫颈口位置等。早期病例局部病灶不明显者，应同时行子宫颈表面及子宫颈管刮片细胞学检查。如需作细胞学检查，则以水为润滑剂。

(3) 双合诊及三合诊检查　双合诊检查先检查阴道壁、宫颈，注意其质地，癌灶的部位、大小、浸润的范围，有无接触性出血等；然后检查子宫体，注意其位置、大小、活动度、质地等；最后检查两侧附件及宫旁结缔组织，注意有无增厚、肿块、结节、癌灶浸润、组织的质地及弹性等。三合诊检查时除注意上述情况外，主要检查盆腔后半部及盆壁情况，如宫颈的粗细和硬度，宫旁组织及宫骶韧带等的弹性、有无增厚、结节形成，癌灶浸润是否已达盆壁，盆腔淋巴结有无肿大以及直肠有无浸润等。

（三）辅助检查

1. 宫颈细胞病理学　凡已婚妇女在妇科检查及人群防癌普查时均应做宫颈涂片进行细胞病理学检查。多年来普遍使用"小脚板"刮取宫颈外口鳞柱状上皮交界处，直接涂片后立即置于95%乙醇中固定，至少15分钟后染色。目前液基细胞学也在我国临床采用。取材工具为凸形塑料一次性刷，取材后置于特定液体中，制作薄片，例如 Thin prep（TCT）或 Auto Cyte。无论直接涂片还是液基制片，均常规采用巴氏染色。细胞病理学检查之后，把诊断结果通过报告单转达给临床医师。其报告方式主要有两种，即分级报告法（巴氏）和描述性诊断（TBS）法。现将两种方式术语学简介如下：

（1）巴氏五级分类法（1943年）

Ⅰ. 未见具异形性或异常细胞
Ⅱ. 细胞有异形性，但无恶性特征
Ⅲ. 怀疑恶性，但证据不足
Ⅳ. 提示高度恶性
Ⅴ. 肯定恶性

(2) The Bethesda System (TBS、2001 年)

2001 年美国 NCI 关于 TBS 与子宫颈异常上皮细胞相关术语

上皮细胞异常:
鳞状上皮细胞
非典型鳞状上皮细胞（ASC）
无明确诊断意义的非典型的鳞状上皮细胞（ASC-US）
不除外 HSIL（ASC-H）
低度鳞状上皮内病变（LSIL）
包括：HPV 感染、轻度非典型增生、CIN_1
高度鳞状上皮内病变（HSIL）
包括：中、重度非典型增生，原位癌，CIN_2 和 CIN_3
指出有可疑浸润的特征（如果怀疑浸润）
鳞癌
腺上皮细胞
非典型的
宫颈管细胞［不作特殊说明（NOS）或在注解中说明］
子宫内膜细胞［不作特殊说明（NOS）或在注解中说明］
腺细胞［不作特殊说明（NOS）或在注解中说明］
非典型的
宫颈管细胞，倾向瘤变
腺细胞，倾向瘤变
宫颈内膜原位癌
腺癌
宫颈腺癌
子宫内膜样腺癌
宫外腺癌
不明来源的（或不能分类的）(NOS)

2. 碘试验 将制成的碘溶液涂在子宫颈和阴道黏膜上，观察其碘染色的情况。不着色者为阳性，在该部位取活检。当宫颈

第三章 子宫颈癌

细胞涂片异常或临床可疑癌而又无阴道镜时，借助碘试验可发现异常部位。常用的碘溶液有两种，一种是 Lugol 溶液，另一种为 2.5% 的碘液。

3. 阴道镜检查 当临床可疑或细胞学检查异常而又无明显的子宫颈癌体征时，均应进行阴道镜检查。阴道镜下的醋白上皮、点状血管和镶嵌是宫颈病变的基本特点，应在异常部位行定位活检，提高诊断准确性。

4. 子宫颈活体组织检查及子宫颈管内膜刮取术 这是诊断宫颈癌最可靠的，也是不可缺少的方法，应从病变明显部位取活检，早期或病变不明显时，应在碘试验及阴道镜下取活检，所取组织应包括上皮及间质组织，最好在癌灶边缘部。当疑有宫颈管内病变时，应同时做宫颈管刮取术，从前后左右四壁刮取。所取之活体组织均应于 10% 甲醛溶液中固定送病理检查。

5. 子宫颈锥形切除术及子宫颈切除术 宫颈锥形切除术是将宫颈阴道部及宫颈管作圆锥形切除。阴道脱落细胞学检查多次找到异常细胞，但阴道镜下定位活检及宫颈管刮取术活检为阴性者，可考虑作锥形切除术，锥切可有冷刀切除及 Leep 切除。当活检诊断为原位癌及临床不能排除浸润癌时，可作冷刀宫颈锥形切除，以明确诊断。对不适于锥形切除者，如萎缩性宫颈、肥大性宫颈、宫颈病变范围大者可考虑行宫颈切除。切除之标本，应于 12 个点各做连续切片多张，以免遗漏诊断。

6. 其他辅助检查 包括胸部 X 线检查、静脉肾盂造影、肾图、骨扫描、膀胱镜、直肠镜等。B 超、CT 或 MRI 等检查可作为制定治疗方案的参考，有条件的单位可选择进行。

二、病理诊断要点

(一) 子宫颈上皮非典型增生

根据上皮非典型增生累及范围层次分为三级：

1. 轻度非典型增生
2. 中度非典型增生
3. 重度非典型增生（包括原位癌）

上述子宫颈非典型增生统称为子宫颈上皮内瘤变（cervical intraepithelial neoplasm，CIN）。并根据病变程度分为：CIN_1，相当于极轻度—轻度非典型增生；CIN_2，相当于中度非典型增生；CIN_3，相当于重度非典型增生——原位癌。

（二）宫颈浸润癌

1. 大体分型　根据肿瘤的生长方式和大体形态可有以下4型：

（1）糜烂型
（2）结节型
（3）菜花型
（4）溃疡型

2. 病理分型　主要为鳞状细胞癌，腺癌次之，其他较为少见。根据组织分化程度为高、中、低分化癌。根据细胞形态特点各类型还分许多亚型。

（1）鳞状细胞癌（角化、非角化）　疣状鳞癌，乳头状鳞癌。
（2）腺癌　黏液腺癌，宫内膜样腺癌，浆液乳头状腺癌，透明细胞腺癌，中肾管腺癌，恶性腺瘤腺鳞癌，腺样囊腺癌。
（3）小细胞癌、未分化癌

三、临床分期

本节所述为1994年国际妇产科协会（FIGO）修订的国际临床分期。

第三章 子宫颈癌

1. 分期规则

（1）根据仔细的临床检查，分期必须在治疗之前确定。分期一经确立，其后不得变更。检查应由有经验的医师进行。

（2）疑决不下时，应划入较早期。

（3）确定分期可采用触诊、视诊、阴道镜检查、宫颈管刮取术、子宫镜检查、膀胱镜及直肠镜检查、静脉肾盂造影、肺及骨骼X线检查。要判定膀胱或直肠是否受累，必须经过组织学活检证实。

（4）淋巴造影、血管造影、腹腔镜检查、CT、MRI等有助于制定治疗计划，但因这些方法不能普遍采用，且对其检查结果解释各异，因此，这些检查所见不能作为更改临床分期的依据。

（5）Ⅰa期的诊断，必须根据包括全部宫颈病变在内的宫颈切除、宫颈锥形切除、全宫切除标本的切片显微镜检查以后才能确定。

2. 临床分期（1994年蒙特利尔FIGO代表大会上修改后的决议）

0期	原位癌、CIN Ⅲ（0期病例不列入治疗统计中）
Ⅰ期	癌灶局限于宫颈
Ⅰa期	肉眼未见癌灶，仅在显微镜下见浸润癌。间质浸润最深5mm，宽度<7mm
Ⅰa_1期	间质浸润深度<3mm，宽度<7mm
Ⅰa_2期	间质浸润深度3~5mm，宽度<7mm
Ⅰb期	临床可见癌灶局限于宫颈，或临床前病灶>Ⅰa期
Ⅰb_1期	临床可见病变<4cm
Ⅰb_2期	临床可见病变≥4cm
Ⅱ期	癌浸润超出宫颈，但未达盆壁，或累及阴道，但未达到阴道下1/3
Ⅱa期	无明显宫旁浸润

续表

Ⅱb期	明显宫旁浸润
Ⅲ期	癌浸润达盆壁，直肠检查时肿瘤与盆壁间无间隙，肿瘤累及阴道下1/3，无其他原因所致的肾盂积水或肾无功能
Ⅲa期	累及阴道下1/3，伴宫旁浸润但未达盆壁
Ⅲb期	宫旁浸润已达盆壁，和/或肾盂积水，或肾无功能
Ⅳ期	癌播散超出真骨盆或临床侵犯膀胱或直肠黏膜
Ⅳa期	肿瘤播散至临近器官
Ⅳb期	肿瘤播散至远处器官

3. 分期注意事项

（1）"0期"包括上皮全层均有非典型细胞，但无间质浸润表现者。

（2）"Ⅰa期"应包括最小的镜下间质浸润及可测量的微小癌。脉管（静脉或淋巴管）间隙受累（the involvement of vascular spaces—venous or lymphatic）不应改变分期。

本期再分为Ia_1及Ia_2期，旨在进一步了解这些病变的临床行为。Ia_1及Ia_2期的诊断必须根据切除组织的显微镜检查结果确定。过去的"Ⅰb隐匿癌"的名词应予取消。

（3）由于临床无法估计子宫颈癌是否已扩展至子宫体，因此不考虑列入在分期中。

（4）肿瘤固定于盆壁、宫旁组织增厚、肿瘤与盆壁间距离缩短，但宫旁之增厚为非结节状者，应定为Ⅱb期。从临床检查难以确定其宫旁组织均匀地增厚是炎性还是癌性，而只有当宫旁组织增厚呈结节状直接蔓延到盆壁，或肿瘤本身扩展到盆壁上时，方能定为Ⅲ期。

（5）即使根据其他检查定为Ⅰ或Ⅱ期，但有癌性输尿管狭窄而产生肾盂积水或肾无功能时,亦应列为Ⅲ期。

(6) 有膀胱泡样水肿者不能列为Ⅳ期。膀胱镜检查见到隆起及沟裂,并在同时通过阴道或直肠触诊证实该隆起或沟裂与肿瘤固定时,应视为膀胱黏膜下受侵。膀胱冲洗液有恶性细胞时,应在膀胱壁取活体组织检查证实。

(7) 除上述 FIGO 分期法外,尚有 TNM 分期法,它是国际抗癌联盟(UICC)推荐的肿瘤分期法。其中,T 表示原发肿瘤,N 表示局部淋巴结转移情况,M 表示远处转移情况。

表3.1 FIGO 分期与相对应的 UICC 的 TNM 分期

FIGO	UICC		
	T	N	M
0	Tis	N_0	M_0
Ⅰa_1	T_{a1}	N_0	M_0
Ⅰa_2	T_{a2}	N_0	M_0
Ⅰb_1	T_{1b1}	N_0	M_0
Ⅰb_2	T_{1b2}	N_0	M_0
Ⅱa	T_{2a}	N_0	M_0
Ⅱb	T_{2b}	N_0	M_0
Ⅲa	T_{3a}	N_0	M_0
Ⅲb	T_1	N_1	M_0
	T_2	N_1	M_0
	T_{3a}	N_1	M_0
	T_{3b}	任何 N	M_0
Ⅳa	T_4	任何 N	M_0
Ⅳb	任何 T	任何 N	M_1

四、转移

1. 直接侵犯　直接侵犯是子宫颈癌的主要浸润方式。癌细胞穿透基底膜后进一步浸润基底膜下间质，然后可能向两侧侵犯主韧带和宫底韧带，向上侵犯子宫内膜，向下侵犯阴道，向前侵犯膀胱，向后侵犯 Douglas 凹陷和直肠。

2. 淋巴转移　宫颈癌淋巴引流可以通过输尿管前、后及宫骶途径引向宫颈旁、宫旁、闭孔、髂内、髂外、髂总、骶前、骶旁淋巴结。上述淋巴结均可是第一站淋巴结。一般认为腹主动脉旁淋巴结是第二站淋巴结。但仍有少数患者淋巴结转移是跳跃式的，不经过盆腔淋巴结直接进入主动脉旁淋巴结。

3. 血行转移　常见转移器官是肺、肝和骨，少见部位是肾上腺、脾、脑。

第四节　治　疗

一、治疗原则及治疗方案的选择

子宫颈癌的治疗有手术、放疗及化疗。手术及放疗被视为根治疗法，化疗则为综合治疗的一部分。每种治疗均有其适应证，应根据患者年龄、全身情况、重要器官功能及对治疗方法的承受能力以及肿瘤情况（如期别、局部肿瘤大小、肿瘤病理类型等）全面权衡治疗方法对患者的利弊，个别对待选择治疗方案，并征得患者及家属的同意并签署知情书。由于某些原因需转院治疗者，原医院应当将以往诊断、治疗情况（包括病理诊断、手术具体情况、放射治疗记录、影像学检查资料等）全面详细给予介绍。

第三章 子宫颈癌

二、手术治疗

（一）临床常用的手术方式

手术适应证原则上为 0～ⅡA 期患者。手术有以下方式：

1. 子宫颈锥形切除术及宫颈切除术 既是治疗方法又是诊断方法。子宫颈锥形切除术为处理 0 期的主要方式，已经阴道镜检查并进行多点宫颈活检病理诊断为原位癌，可作宫颈锥形切除，但对宫颈大、病变范围大或萎缩性宫颈可行宫颈切除。

2. 筋膜外全子宫切除术 一般原位癌及 IA_1 期可以作全子宫切除术，同时应切除阴道穹窿 2cm，因原位癌多见多中心原发灶，也好发于阴道穹窿部。年轻患者可以保留双侧正常卵巢。

3. 次广泛全子宫切除术 ⅠA 期适于此类手术，有高危因素如脉管癌栓、腺癌以及其他非鳞癌组织类型、细胞分化差、术中探查怀疑淋巴结转移者，应同时进行淋巴清扫术。

4. 广泛全子宫切除术+盆腔淋巴清除术 ⅠB～ⅡA 期应实施此种手术。切除范围包括输尿管充分游离，主韧带及宫骶韧带各切除不小于 3cm。ⅡA 期常侵犯穹窿或阴道上段，手术应切除阴道 3～4cm，还需重视切除阴道上段相应的阴道旁组织。如果输尿管满意地被游离，切除足够长度的阴道并非难事。年轻妇女如系鳞癌可考虑保留正常卵巢。同时清除盆腔淋巴结，常规安置盆腔腹膜后引流管左右各一。

对 IB_2 期宫颈病灶大者，可考虑术前腔内后装放疗或化疗以缩小局部肿瘤。前者对缩小肿瘤效果肯定，且时间较短。

（二）广泛全子宫切除术+盆腔淋巴清除术的常见并发症

1. 尿潴留 尿潴留指宫颈癌术后两周残余尿>100ml 者，是宫颈癌手术最常见的并发症之一。因为广泛全子宫切除术+盆腔淋巴清除术要切除足够宽的主韧带、骶韧带和阴道旁组织，支配膀胱功能的交感神经和副交感神经附于其间，然后达膀胱，因此切除旁组织的多寡，直接影响膀胱功能。

术后尿潴留者，可继续保留导尿管一周，同时加强护理、每日清洁、擦洗外阴和尿道口，每周两次尿常规检查，使用抗生素。一般 2～4 周恢复膀胱功能，少数病例延至 4～6 周，如伴有发热，需加强抗生素使用和膀胱冲洗及膀胱理疗。

2. 尿失禁 少数病例，尤其年迈体弱者，由于长期安置导尿管，尿道括约肌松弛，导尿管拔除后易发生尿失禁。发生此症后可嘱患者坐热盆浴、锻炼盆底肌肉收缩，恢复尿道括约肌功能。

3. 肾盂肾炎 由于膀胱炎上行性感染或术后输尿管功能恢复不佳等致排尿不畅，发生肾盂积水并继发感染。临床症状有发热、寒颤、肾区明显扣击痛。尿常规检查找到大量白细胞。肾盂肾炎不及时控制，可危及患者生命。一旦确诊后，应及时使用大量抗生素控制感染，同时注意尿路通畅，尽可能去除保留的导尿管，增加水分摄入和营养等。

4. 肾功能受损（输尿管梗阻） 宫颈癌术后并发肾盂积水或肾功能受损频有发生。主要原因往往是术中游离输尿管过长致扭曲，或近输尿管处大块结扎致输尿管扭曲或受压，术中止血不彻底或处理输尿管营养血管不当形成血肿压迫，或术中损伤输尿管经修补缝合或吻合术后引起输尿管吻合口狭窄等。

防止肾功能受损的措施主要是避免以上提到的原因，术者必须手术操作细致，认真避免以上情况发生。术后三个月作肾脏 B 型超声或同位素检查，发现肾盂积水或异常情况者，进而作静脉肾盂造影检查。如果发现输尿管某部狭窄明显，狭窄上段输尿管扩张和肾盂积水严重，则需考虑安置输尿管支架或手术治疗。

5. 输尿管瘘 子宫颈癌术后发生输尿管瘘，一般发生率

<3%,主要原因在于术中损伤输尿管,或输尿管血供障碍导致局部组织坏死,或术中损伤输尿管作吻合术后形成输尿管阴道或腹壁瘘。一般临床发现输尿管瘘多见于术后3~14天之间,偶有术后30天以上发生输尿管瘘。

诊断和治疗:除临床症状和体征外,可膀胱或静脉注入亚甲蓝(美蓝),或作膀胱镜和肾盂造影检查,以确定输尿管或膀胱瘘的位置。如果瘘口不大,一般可自行愈合,瘘口大不能自愈者,作输尿管吻合或输尿管膀胱吻合术。

预防:术后输尿管瘘的发生并不是不可避免的,手术时应尽量避免和减少输尿管损伤,除术者操作熟练、解剖清晰、方法合理外,分离输尿管的方法和技能极为重要。

6. 盆腔淋巴囊肿 宫颈癌术后并发淋巴囊肿的发生率在0.5%~4%,其发生率随盆腔淋巴结清除方法而异,如选择性淋巴结摘除和整块切除术比较,前者发生率低于后者。所谓淋巴囊肿指淋巴液和渗液汇集于局部形成假性囊肿。淋巴囊肿的发生一般手术后2~7天多见,患者初感下腹疼痛,一侧或双侧扪及椭圆形肿块,大多有边界、有压痛,伴感染时有发热、局部疼痛加剧。个别囊肿较大并贴近髂外部者,可在严格消毒下进行穿刺吸取囊肿内容物治疗。

预防:行盆腔淋巴清除术时,对髂外和闭孔两组淋巴脂肪组织清除时必须结扎腹股沟上部的断端和闭孔神经出闭孔上缘的断端,以上两区为下肢淋巴液回流至盆腔的主干。缝合盆腔腹膜前,盆腔腹膜后左右各置一根负压引流管,以持续吸净盆腔腹膜后的积液,术后48~72小时拔除。盆腔腹膜后应用负压吸引管可减少术后盆腔淋巴囊肿的发生。

7. 肠道并发症 术后可有肠粘连,导致部分肠梗阻,少数病例可有直肠麻痹。

8. 生活质量降低 子宫颈癌根治性手术阴道切除较多以及

卵巢的切除，影响疗后生活质量，特别是年轻妇女，手术时应考虑这方面问题。

应当注意术后辅助放射治疗会加重并发症的发生率及严重程度。

三、放射治疗

各期子宫颈癌均可行放射治疗。子宫颈癌的放射治疗包括腔内治疗和体外照射两部分，二者的合理配合是治疗成功的关键。

（一）腔内放射治疗

指将放射源置入子宫腔及阴道内进行治疗，主要治疗宫颈原发灶及邻近受累区。目前腔内治疗多用后装治疗的方式进行，后装治疗是先把不装有放射源的容器置于治疗部位，然后再将放射源送入容器内。腔内治疗通常以 A 点作为剂量参照点，如图 3.1 所示，A 点相当于宫口水平上方 2 cm，距子宫中轴旁开 2 cm。腔内后装分为高剂量率（A 点剂量率 >20cGy/min）、低剂量率（A 点剂量率为 0.4~2Gy/h）及中剂量率（A 点剂量率 2~12Gy/h）治疗。我国基本采用高剂量率后装治疗。放射源为 ^{60}钴、^{137}铯及 ^{192}铱（均以衰变产生的 γ 线治疗，称为 γ 线源）。国内已有单位用 ^{252}锎中子后装治疗，并有 5 年生存率的报道，有关原则与 γ 线源相似。

（二）体外照射

子宫颈癌放射治疗常规是腔内放疗与体外盆腔照射互相补充。体外照射以加速器（高能 X 线）或 ^{60}钴（γ 线）实施。

盆腔照射的范围：常规体外放疗包括盆腔淋巴区和部分髂总淋巴区。照射方式有：①盆腔前后对野全盆照射。照射范围：上界位于腰 5—骶 1，下界为耻骨联合上缘下 3~5 cm，侧界不超过股骨头中线。②盆腔四野照射。四野照射可于全盆照射野中间挡

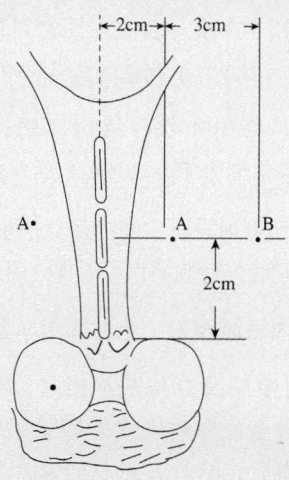

图 3.1 腔内放疗参照点 A 的位置

铅 3 cm。③对于腹主动脉旁淋巴结转移，或可疑转移病例，可在盆腔野基础上沿腹主动脉走向设野，野上界最高可达10胸椎下缘，野宽 8cm，与盆腔野结合形成凸形。

上述野的高度可以病变情况调节，如Ⅰ、Ⅱ期野上界于腰5—骶1即可；Ⅲ期或有盆腔淋巴结转移者野上界可至腰3—4；多组盆腔淋巴结、髂总淋巴结、主动脉旁淋巴结转移者可设延伸野照射，其高度也可调节，并考虑放化疗同期治疗。为减少放疗反应上述放射野可遮挡不必要部分，形成多边形野。

（三）治疗方案

1. 高剂量率腔内后装照射 + 全盆照射 + 盆腔四野照射

本方案可先行全盆照射，其后同期进行腔内后装与盆腔四野照射。

全盆照射 每周5次，每次 DT1.8~2.0Gy，盆腔中心总剂量 20~30 Gy/3 周左右。

腔内后装 每周 1~2 次，宫腔与阴道可同时进行或分别进行，每次 A 点剂量 5~7Gy，A 点总剂量 35~42Gy。

盆腔四野照射 每周 4 次，每次 2 野，前后交替，每次 DT1.8~2.0Gy，宫旁总剂量 15~20Gy/3 周左右。

若增加全盆照射剂量则需减少腔内治疗剂量；若体外照射均以全盆照射方式进行，则腔内后装治疗可于体外照射结束后 2 周进行。

2. 中剂量率腔内后装照射 + 全盆照射 + 盆腔四野照射

方法与上述照射顺序及方法基本相同，唯 A 点总剂量略高为 40~45Gy。若不做全盆照射则体外四野照射给予宫旁组织总量为 40~50Gy。腔内后装给予 A 点总剂量为 50~55Gy。

3. 低剂量率腔内后装放疗 + 盆腔四野照射

腔内治疗与体外照射可同期进行。

腔内治疗每周 1 次，每次 A 点剂量 12~16Gy，宫腔与阴道可同时进行，A 点总量 52~65Gy。

体外照射每周 4~5 次，每次 DT1.8~2.0Gy，宫旁总剂量 40~50Gy。

（四）宫颈癌放疗中应注意的问题

1. 消除量 对宫颈外生型大肿瘤，先给予消除量。消除量是指外生型大肿瘤经治疗后恢复至正常宫颈大小或萎缩宫颈的剂量，一般参照点剂量 10~20Gy。消除剂量不应以 A 点作为参照点，常以源旁 1cm 处作为参照点。消除量以阴道腔内或组织间插植实施。应注意肿瘤消除需要时间，行消除治疗一般 2 周后才能看到肿瘤明显消除。消除次数不宜过多，一般 1~2 次，10Gy/次。消除量可于治疗开始时进行。要注意消除量不代表阴道应受的剂量。

目前后装机中具备电脑控制计算程序，可计算治疗区内各点剂量，及绘制剂量分布图。治疗时按计划给予的参照点剂量算出治疗时间。

2. 注意宫腔剂量 宫腔受累虽不是分期条件，但宫腔受累常见，且影响预后，治疗中应注意宫腔受量。

3. 子宫位置 某些原因，如肿瘤浸润、炎症、手术可造成子宫偏位，从而影响宫旁剂量，故子宫移位明显时，应考虑原因，腔内治疗时宫腔位置可行校正，或通过体外照射对宫旁剂量加以调整。

4. 对有或疑有主动脉旁淋巴结转移者，可行延伸野照射，即在前述全盆照射野的基础上，沿主动脉走向设野，野宽8cm，上界可达第10胸椎下缘，剂量可35~45Gy。照射时应注意脊髓、肾脏受量，术后照射者，应特别注意肠道并发症。

5. 个别对待 上述方案不一定适合每个具体的病例，应根据患者的具体情况及治疗设备和经验，在上述原则的基础上进行调整，如：

（1）宫颈早期浸润癌，单纯腔内放疗即可；

（2）阴道侵犯多且狭窄，宫颈呈空洞合并炎症，治疗从全盆照射开始，并可增加全盆照射剂量，相应减少腔内治疗剂量；

（3）明显阴道浸润肿物或孤立转移可用阴道塞子或模子进行治疗；

（4）宫颈残端癌，应适当增加体外剂量，腔内剂量因无宫体总量减少，具体剂量以残端宫颈管的长度、阴道弹性、病变情况及体外照射方式考虑；

（5）合并卵巢肿瘤或炎性包块者，可考虑手术切除。

（五）宫颈癌的姑息性放射治疗

盆腔病变已属晚期，盆外有转移，疗后复发等无根治希望者，可采用姑息性放射治疗，以改善症状，延长生存期。

1. 止血 腔内后装 A 点或相应部位予以 10~20Gy/2~4 次。

2. 止痛 对腰椎、髂骨、骶骨等局部骨转移引起的疼痛，放疗可以止痛。用^{60}钴或加速器照射，每周 3 次，每次 3~4Gy，总剂量 30Gy。

3. 改善盆腔病变 要根据治疗单位设备条件，可采用前后对穿野全盆照射、多野或等中心照射等，一般肿瘤的剂量不超过 60Gy/6 周。

（六）放射治疗并发症的防治

宫颈癌放疗引起的并发症，可分为近期反应和远期并发症。其中以直肠、膀胱并发症最为重要。其发生的有关因素有阴道狭小、子宫过于前倾或后倾、容器使用及组合不合理、剂量分布不理想、体外放射剂量过高等。因此在治疗前要作充分估计，强调个别对待，尽量除去放疗并发症的诱发因素。

1. 近期反应 发生在治疗中或治疗后 3 个月内，一般不严重。

（1）全身反应 主要表现为头痛、眩晕、乏力、食欲不振、恶心、呕吐等以及血象变化。其反应程度与机体的神经类型、年龄、全身情况等均有关系。一般经对症治疗，并给高蛋白、多种维生素及易消化的饮食，多能继续放疗。

（2）直肠反应 表现为里急后重、大便疼痛、黏液便、腹泻、便血等。直肠镜检查可见宫颈水平附近的直肠前壁黏膜充血、水肿。必要时暂停放疗，给予对症治疗，待症状好转后，再恢复照射。

（3）膀胱反应 表现为尿急、尿频、尿痛、血尿、排尿困难等。经抗炎、止血及对症治疗，症状很快消退，必要时暂停放疗。

2. 远期并发症

（1）放射性直肠炎　多数发生在放疗后半年至一年内，按病变程度分三度。

轻度　主要表现为少量便血，临床肛查可有触血但无明显水肿。

中度　便血量较多，可有里急后重、黏液血便，肛查有明显触血、水肿、肠壁增厚。

重度　肠管有明显溃疡、狭窄、肠梗阻或直肠阴道瘘形成。

一般轻、中度放射性直肠炎以保守治疗为主，消炎、止血及对症处理，也可用药物保留灌肠。如：

双八面体蒙脱石（思密达）	6g
颠茄酊	0.5ml
庆大霉素	80 000U
加米汤至	60ml

保留灌肠，每日 1~2 次，每次 60ml

（如以便血为主，可每次于灌肠液内加入 1% 肾上腺素 1ml）

（2）放射性膀胱炎　多数发生在放疗后一年以上，按临床表现分为三度。

轻度　有尿急、尿频、尿痛等症状，膀胱镜检可见黏膜充血、水肿。

中度　膀胱黏膜充血、糜烂、毛细血管扩张甚至破裂，血尿可反复发作，有时膀胱壁可有溃疡。

重度　膀胱阴道瘘形成。

对轻、中度放射性膀胱炎，采用保守疗法，抗炎、止血及对症治疗，保持膀胱空虚（保留尿管持续开放），并可用生理盐水+抗生素、止血药行膀胱灌洗，亦可膀胱镜下电灼。

（3）放射性小肠炎 小肠放射性损害较直肠少见，临床表现为稀便、大便次数增多、黏液便、腹痛等，可对症处理。严重时出现小肠溃疡、梗阻、穿孔，需手术治疗。

（4）输尿管狭窄、肾盂积水 可及早地安放输尿管支架，保持输尿管通畅，解决肾盂积水，保护肾功能。

（5）盆腔纤维化 特别在大剂量全盆腔放射后，可引起盆腔纤维化，处理困难，所致输尿管梗阻安放支架困难，淋巴管梗阻所致水肿没有好的处理方法。

附：妇科放射治疗盆腔检查图解

姓名_____　　　　　病案号_____

第_____次　　　　　___年___月___日

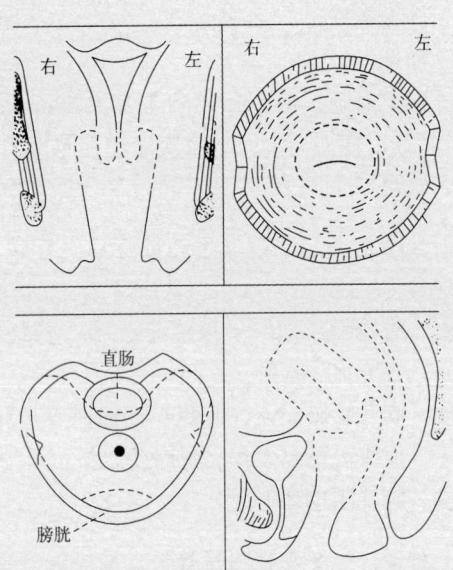

记录者_____

四、综合治疗

1. 手术与放疗的综合治疗 主要有术前放疗和术后放疗。术前放疗目的是缩小肿瘤,利于宫旁及阴道旁的切除,同时减小肿瘤细胞活性,减少局部复发;术前放疗应用于Ⅰb_2期和Ⅱa期具有手术指证者,宫颈肿瘤>4cm,以阴道腔内放疗为主,肿瘤边缘或阴道穹隆剂量20~30Gy,休息2周后手术。术后放疗用于多个淋巴结转移、宫旁侵犯、切缘阳性;考虑术后放疗时应考虑病理及手术情况;术后放疗多采用体外放疗,若阴道残端切缘不净,术后亦应给予腔内近距离放疗。放射治疗剂量,盆腔体外放疗45~50Gy,阴道残端20Gy/2周。

2. 手术与化疗 手术前化疗(新辅助化疗或先期化疗),对局部晚期具有手术指证患者可考虑。

3. 放疗与化疗 放疗与化疗同步进行已得到多数人的肯定,二者合用有协同作用,增加放疗的敏感性,最大限度地减少肿瘤细胞加速增殖。常用化疗药物以DDP为基础,可单药周疗,DDP 30~40mg/m^2;亦可与5-FU合用为月疗,5-FU 600mg/m^2/d,DDP 60~70mg/m^2,共2~3疗程。

五、化疗

1. 化疗药物及联合治疗方案 宫颈癌的化疗主要用于晚期或复发转移的病人,近年也采用化疗作为与手术或放疗综合治疗的一部分。单一用药效率较低,一般多采用联合化疗。常用的单一有效药物有顺铂(DDP)、卡铂(CBP)、环磷酰胺(CTX)、异环磷酰胺(IFO)、5-氟尿嘧啶(5-FU)、博来霉素(BLM)、丝裂霉素(MMC)、长春新碱(VCR)、健择(GEM)等,其中顺铂效果较好。推荐的联合化疗方案有:

鳞癌

(1) PVB 方案

DDP　60mg/m²　　　静滴　第1天（水化）

VCR　1.4mg/m²　　　静注　第1天

BLM　20mg/m²　　　静滴　第1、8天

每3周重复

(2) BIP 方案

BLM　20mg/m²　　　　　　静滴　第1~3天

IFO　1.2g/m² 林格氏液500ml 静滴　第1~3天

Mesna　400mg（1/5 IFO 量）　静注　第1~3天 0、
　　　　　　　　　　　　　　　　　4、8h 给药

DDP 50mg/m²　　　　　　　静滴　第1天（水化）

每3周重复

(3) TP 方案

TEXAL 135~175mg/m²　第1天

DDP　60mg/m²　　　　第2天

腺癌

(1) PM 方案

DDP　25mg/m²　　静滴　第1~3天（水化）

MMC　10mg/m²　　静注　第1天

每4周重复

(2) FAP 方案

5-FU 500mg/m²　　静滴　第1~3天

ADM　50mg/m²　　静滴　第1天

DDP　25mg/m²　　静滴　第1~3天（水化）

每4周重复

(3) TP/TC 方案

TEXAL 135~175mg/m²　　　　　第1天

DDP 60mg/m² 第2天
或 CBP AUC（曲线下面积）4~5 第2天

2. 化疗毒性反应及并发症的预防和处理 各种抗癌药对机体均有一定毒性，在宫颈癌化疗中常见的毒性反应如下：

(1) 造血组织 除 BLM 及 VCR（一般剂量）以外，所有药物均有不同程度地对造血组织的损伤，如 CTX、IFO、MMC、ADM、5-FU 等。若骨髓受到严重抑制，应给予沙格司亭（生白能）或重组人粒细胞生长因子、少量多次输新鲜血。

(2) 消化系统 各种药物均有不同程度的反应，如 DDP 易引起恶心、呕吐，5-FU、ADM 等易出现口腔黏膜溃疡，5-FU 常有腹泻，VCR 易引起便秘及肠麻痹。

(3) 泌尿系统 CTX、IFO 易引起膀胱炎；DDP 对肾小管、肾小球损害，引起肾功能衰竭，大剂量用药时必须水化。

(4) 神经系统 VCR、DDP、Taxol（紫杉醇）有周围神经毒性，顺铂可引起耳神经损害。

(5) 其他 BLM 可引起肺纤维化，ADM 总剂量大于 $550mg/m^2$ 时心脏毒性明显。

并发症常由于骨髓抑制，白细胞、血小板总数降低而引起，如感染及出血等。在年老体弱，心、肝、肾功能不全，骨髓受抑制患者化疗应慎用。治疗中应密切注意毒性反应：胃肠反应严重，白细胞低于 $3 \times 10^9/L$，血小板低于 $70 \times 10^9/L$，心肌明显损害或中毒性肝炎、肾炎者必须停药，并给予相应的处理。

六、疗后复发及治疗

子宫颈癌治疗后复发是治疗失败的主要原因，宫颈复发癌再治疗困难，根据首次治疗方法的不同分为放射治疗后复发和手术后复发。放疗后复发又根据部位不同分为：中心性复发，包括宫颈、阴道、子宫体的复发；宫旁复发，包括宫旁组织及盆腔淋巴结复发。60%以上的复发在治疗后2年内，为及早发现子宫颈癌治疗后复发，强调定期随诊检查，并重视疗后患者的症状和体征，如腿痛、腹痛、腰骶痛、阴道排液、出血、排便困难、体重下降、消瘦、盆腔包块、下肢水肿、贫血等。

疗后复发的诊断需了解患者既往治疗和仔细的妇科检查，结合影像学检查，如B超、CT、MRI乃至PET。肿瘤标志物如SCC、CA199等可提供诊断参考价值。

治疗原则是放疗后中心性复发选择手术治疗，而手术后复发一般采用放射治疗。手术后复发不论是在阴道、盆腔，还是腹膜后淋巴结，经过合理的放射治疗疗效较好。放疗后中心性复发常选择筋膜外全子宫切除术。因放疗后盆腔纤维化使手术困难，较广泛手术并发症明显增加。而放射治疗后复发不具备手术指征者，再放疗剂量掌握困难，一般腔内再放疗剂量不超过以前剂量的1/2，但还要根据以往照射方式、照射剂量、复发时间及有无明显放疗并发症考虑。对宫旁复发、腹膜后淋巴结转移，采用三维适形或调强放疗可增加肿瘤靶区剂量，减少周围正常组织受量。对以往未曾照射的部位（如主动脉旁区）肿瘤区剂量可达到60~70Gy，有效杀灭肿瘤，得到长期生存。对以往曾照射的部位，可局部予30~40Gy，可依勾画靶区剂量分布情况调整。

^{252}锎中子源不同于r线（^{60}Co、^{137}Cs、^{192}Ir），对氧依赖性不大，在缺氧状态下仍对肿瘤细胞有良好杀伤作用，可选用于放疗后中心性复发及手术后残端复发的治疗。

化疗对复发癌的疗效由于受到既往手术或放疗的影响，血管已结扎或组织纤维化，使血管闭塞，化疗药物难以达到肿瘤区域从而影响疗效。联合化疗方案有：①BIP方案：BLM 30mg d1~3；

IFO 1.2g/m^2 d1~3；Mesna 400mg 静注 0、4、8h 给药，d1~3；DDP 70mg/m^2 d1 或分 d1~3。②PIF 方案：DDP 70mg/m^2；IFO 1g d1~4；Mesna 200mg 静注 0、4、8h 给药，d1~3；5-FU 750mg/m^2 d1~4。③TP/TC 方案：Taxol 135~175mg/m^2，DDP 70mg/m^2 或 CBP AUC4~5。

近年来放化疗同步进行也常用于宫颈复发癌的治疗。

第五节 疗后随诊

一、患者出院时应说明随诊的重要性并核对通讯地址、邮编、电话号码。

二、随访时间：出院后第 1 年内，第一次随诊在出院后一个月，以后每隔 2~3 月复查一次；出院后第 2 年每 3~6 个月复查一次；出院后第 3~5 年每半年复查一次；第 6 年开始每年复查一次。

三、随访内容：应包括疗后不适、晚期并发症、生活质量、工作情况等内容。除临床检查外，应定期作胸透、血常规检查，其他如影像学检查、肿瘤标志物检查等。根据本次检查情况告知下次随诊时间。

（白萍）

参考文献

1. 孙建衡，李爱苓，章文华，等．腔内后装放疗 5 年经验总结．中华肿瘤杂志，1992，14：225-227.
2. 王香娥，蔡树模，丁亚琴，等．子宫颈癌高剂量率^{60}Co 腔内后装治疗的远期疗效分析．中华肿瘤杂志，1993，15：114-116.

3. 李连弟,鲁凤珠,张思维,等. 中国恶性肿瘤死亡率20年变化趋势和近期预测分析. 中华肿瘤杂志,1997,19:3-9.
4. 李爱苓,孙建衡,张蓉,等. 子宫颈癌放射治疗512例临床报告. 中华妇产科杂志,2000,35:303-305.
5. 戎寿德,陈汶,吴令英,等. 山西省襄垣县子宫颈癌危险因素分析. 中华预防医学杂志,2002,36:41-43.
6. 孙建衡. 妇科恶性肿瘤的放射治疗学. 北京:中国协和医科大学出版社,2002:119-166.
7. 周桂霞,陈国雄,马德美. ^{137}Cs 和 ^{192}Ir 近距离治疗宫颈癌远期疗效分析. 中国肿瘤临床,2002,29:726-728.
8. 孙建衡. 子宫颈浸润癌的放射治疗//连丽娟. 林巧稚妇科肿瘤学. 第四版. 北京:人民卫生出版社,2006:356-401.
9. 章文华. 子宫颈病变的诊治要点. 北京:人民卫生出版社,2006:90-93.
10. 陈惠贞,蔡红兵,毛永荣,等. 现代妇科肿瘤学. 武汉:湖北科技出版社,2006:459-472.
11. 雷新,王东,单锦露. ^{252}锎在宫颈癌放疗中的应用. 中国实用妇科与产科杂志,2006,22:569-571.
12. 白萍,李晓江,俞高志,等. 妇科肿瘤全量放疗后手术82例回顾分析. 肿瘤学杂志,2006,12:366-369.
13. 白萍,张蓉,李晓光,等. 子宫颈癌同步放化疗的疗效与副反应. 中华肿瘤杂志,2007,29:467-469
14. 章文华. 子宫颈上皮内瘤变//孙建衡,妇科恶性肿瘤继续教育教程. 北京:中国协和医科大学出版社,2007:154-174
15. 白萍. 子宫颈癌疗后复发的治疗//孙建衡. 妇科恶性肿瘤继续教育教程. 北京:中国协和医科大学出版社,2007:259-263.
16. 孙建衡. 关注子宫颈癌的放疗. 中华妇产科杂志,2007,11:721-722.
17. 韩超,孔为民. 单纯放疗和以顺铂为主的同步放化疗治疗子宫颈癌的临床效果对比分析. 中华妇产科杂志,2007,11:723-726.
18. 楼洪坤. 子宫颈癌同步放化疗的相关问题. 中华妇产科杂志,2007,11:790-791.
19. Zander J, Baltzer J, Lohet KJ, et al. Carcinoma of the cervix: an attempt to

indiviualize treatment. Am J Obstet Gynecol, 1981, 139 : 752 - 759.
20. Bandy LC, Clarke-pearson Dl, Silverman P, et al. Computed tomography in the evaluation extrapelvic lymphadenopathy in carcinoma of the cervix. Obstet Gynecol 1985, 65 : 73 - 76.
21. Creasman WT, Soper JT, Clarke-pearson D. Radical hysterectomy as therapy for early carcinoma of the cervix. Am J Obstet Gynecol, 1986, 155 : 964 - 969.
22. Artman LE, Hoskins WJ, Birro MC, et al. Radical hysterectomy and pelvic lymphadenectomy for stage IB carcinoma of the cervix: 21 years experience. Gynecol Oncol, 1987, 28 : 8 - 13.
23. Szsheidler J, Hricak H, Yu KK, et al. Radiological evaluation of lymph node metastasis in patients with cervical cancer: a metaanalysis. JAMA, 1997, 278 : 1096 - 1101.
24. Walboomers JM, Jacobs MV, Manos MM, et al. Human papillomavirus is a necessary cause of invasive cervical cancer worldwide. J Pathol, 1999, 189 : 12 - 19
25. Keys HM, Bundy BN, Stehman FB, et al. Cisplatin, radiatoin and adjuvant hysterectomy compared with radiation and adjuvant hysterectomy for bulky stage IB cervical carcinoma. N Eng J Med, 1999, 340 : 1154 - 1161.
26. Whitney CW, Sause W, Bundy BN, et al. A randomized comparison of fluorouracil plus cisplatin versus hydroxyurea as an adjunct to radiation therapy in stages IIB-IVA carcinoma of the cervix with negative paraaortic lymph nodes. A Gynecologic Oncology Group and Southwest Oncology Group study. J Clin Oncol, 1999, 17 : 1339 - 1348.
27. Rose PG, Bundy BN, Watkins EB, et al. Concurrent cisplatin-based chemoradiation in locally advanced cervical cancer. N Eng J Med, 1999, 340 : 1144 - 1153.
28. Morris M, Eifel PJ, Lu J, et al. Pelvic radiation with concurrent chemotherapy versus pelvic and para-aortic radiation for high-risk cervical cancer. A randomized Radiation Therapy Oncology Group clinical trial. N Eng J Med, 1999, 340 : 1137 - 1143.
29. Peters WAI, Liu PY, Barrett RJ, et al. Concurrent chemotherapy and

pelvic radiation therapy compared with pelvic radiation therapy alone as adjuvant therapy after radical surgery in high-risk early-stage cancer of the cervix. J Clin Oncol, 2000, 18：1606 - 1613.
30. Puente R, Guzman S, Israel E, et al. Do the pelvic lymph nodes predict the parametrial status in cervical cancer stage IB-IIA? Int J gynecol Cancer, 2004, 14：832 - 840.
31. Kim YT, Yoon BS, Kim JW, et al. Pretreatment levels of serum squamous cell carcinoma antigen and urine polyamines in women with squamous cell carcinoma of the cervix. Int J Gynaecol Obstet, 2005, 91：47 - 52.
32. Modarress M, Maghami FQ, Golnavaz M, et al. Comparative study of chemoradiation and neoadjuvant chemotherapy effects before radical hysterectomy in stage IB-IIB bulky cervical cancer and with tumor diameter greater than 4 cm. Int J Gynecol Cancer , 2005, 15：483 - 488
33. Varveris H, Kachris S, Mazonakis M, et al. Phase I/II stady trial of external irradiation plus medium-dose brachytherapy given concurrently to liposomal doxorubicin and cisplatin for advanced uterine cervix carcinoma. Strahrenther Oncol, 2006, 182：125 - 134.
34. Lee MY, Wu Hk, Kim K, et al. Concurrent radiotherapy with paclitaxel/carboplatin chemotherapy as a definitive treatment for squamous cell carcinoma of the uterine cervix. Gynecol Oncol, 2007, 104：95 - 99.

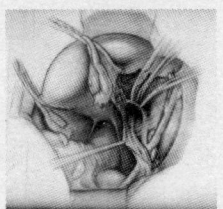

第四章
子宫内膜癌

第一节 概述
第二节 诊治流程
第三节 诊断
第四节 治疗
第五节 疗后随诊
第六节 其他

第一节　概　述

子宫内膜癌（carcinoma of the endometrium）是原发于子宫内膜的上皮性恶性肿瘤，由于原发于子宫体部故也称子宫体癌（carcinoma of the corpus uteri）。在西方经济发达国家其发病占妇科恶性肿瘤的首位；在我国，近年来收治的病例明显上升，与子宫颈癌及卵巢癌同为女性生殖器官三大恶性肿瘤。目前我国有关的流行病学资料不多，尚无确切的发病率资料，初步估算中国每年新发生数约为15 900人，占女性恶性肿瘤的3%左右。

大多数子宫内膜癌为子宫内膜腺癌，占80%左右，发病与雌激素有关，被称为激素依赖性肿瘤。此类肿瘤分化多较好，受体检测多阳性，病程发展缓慢，预后较好。少数病例（占20%）为非激素依赖性肿瘤，此类肿瘤病程发展较快，受体检测多阴性，有的生物学行为颇为险恶，如浆液性乳头状腺癌，早期即可出现盆外转移。

子宫内膜癌的国际分期始于1950年，后经1961、1971年二次修改，1988年FIGO提出手术分期。现临床使用的是1971年的临床分期及1988年FIGO手术分期，前者用于首选治疗为非手术的病例。

手术是子宫内膜癌的重要治疗手段，全子宫附件切除为基本手术方式。20世纪30年代后由于放疗方法的改进，放疗也被视为根治手段。而放疗（特别是术前的腔内放疗）与手术的综合治疗则为基本治疗方法。1988年手术分期出现后，手术扩大，子宫广泛切除+盆腔淋巴清扫+主动脉旁淋巴切除成为被选择的术式，而放疗作为术后的辅助治疗或作为不适合手术病例的治疗方法。近年来强调个体化治疗，手术范围依具体情况选择，但仍强调综合治疗，特别是手术与放疗的合理配合，治疗方案应根据病变范围、手术方式、技术操作及预后因素而定。目前，化疗对子宫内膜癌的价值尚存较大争议，孕酮对受体阳性、分化好的腺癌反应好。

开展子宫内膜癌的普查颇为困难，当前应作好肿瘤的登记，借助子宫颈癌的普查，对高危人群实施监控来做到早期发现。治疗子宫内膜增生性病变及解除发病有关因素有益于预防子宫内膜癌的发生。

第二节　诊治流程

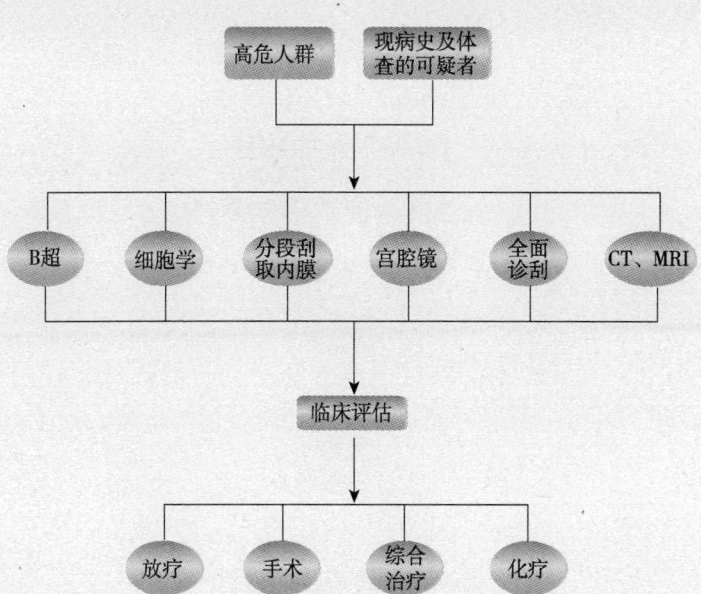

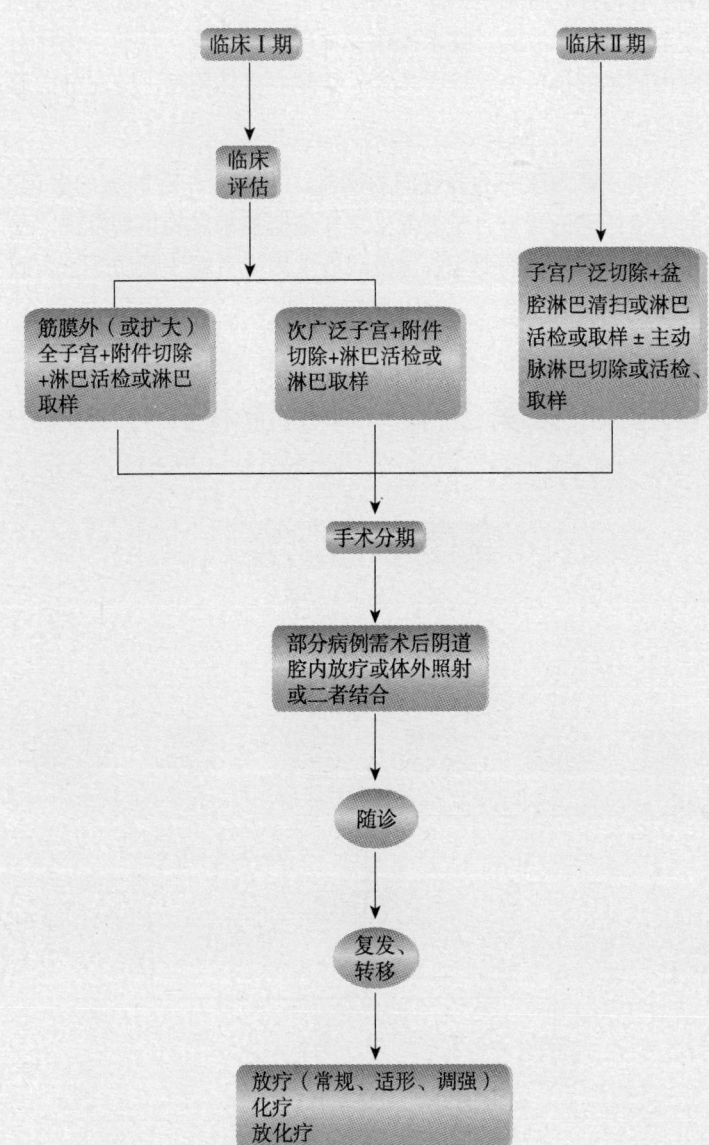

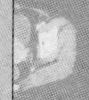

第四章 子宫内膜癌

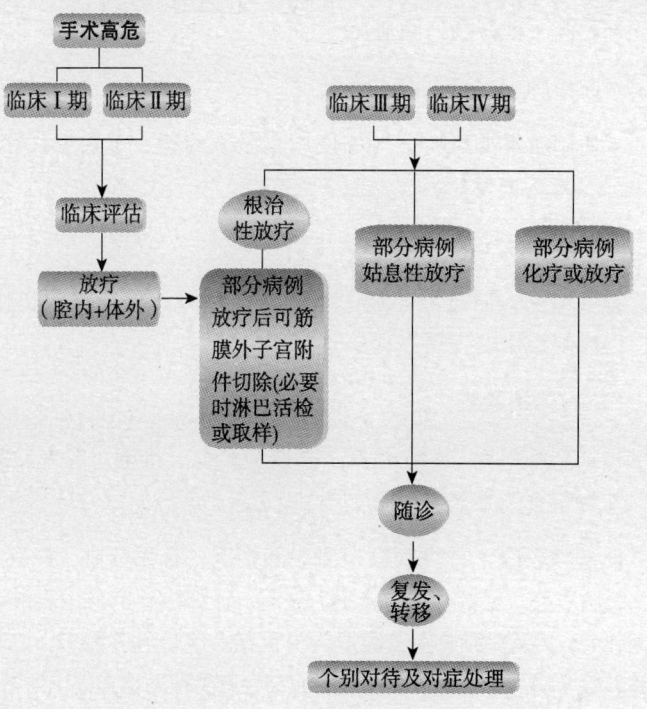

第三节 诊 断

一、诊断步骤

（一）询问病史

应详细、完整并按病历书写的各项要求填写，重视患者主诉。特别注意有关高危因素的询问。子宫内膜癌的高危因素有：

- 早来经、晚绝经
- 长期月经不调
- 晚婚、未婚、不育

- 肥胖、糖尿病、高血压
- 卵巢肿瘤史、放射治疗史
- 使用激素类药物史（如使用雌激素药物、激素替代疗法、三苯氧胺等）
- 肿瘤家族史

有些情况，如月经不调、雌激素使用等，可在现病史中叙述，以反映疾病的发展过程。

（二）体格检查

包括全身检查及妇科检查。检查应全面、准确、客观、有重点，并将检查结果如实记录。

1. 全身检查 首先观察全身一般情况，有无贫血、黄疸、消瘦、恶病质等。测量身高、体重、血压，仔细检查全身浅表淋巴结有无肿大，尤其是锁骨上及腹股沟淋巴结。应行乳腺检查，以除外合并乳腺肿瘤。进行胸、腹检查，应结合有关辅助检查进行评估。

2. 妇科检查 均需做三合诊检查，检查所见可绘图表示。

(1) 外阴检查行视诊、触诊时要特别注意外阴表现是否与年龄相符，有无结节、溃疡、肿块。

(2) 窥器检查 应注意穹窿深浅，黏膜是否光滑，有无阴道充血、水肿。观察宫颈大小，是否光滑，并可移动窥器观察阴道壁情况。在行窥器视诊时，可采取宫颈及穹窿吸片及刮片。

(3) 双合诊及三合诊检查 先行双合诊检查，注意阴道壁弹性、是否光滑、有无增厚，以及宫颈硬度、有无结节、是否饱满、有无触血；宫体大小、位置、活动度，宫体是否有结节；附件情况，卵巢是否可触及、有无增大。三合诊可以更清楚确定盆腔情况，特别后盆，

第四章 子宫内膜癌

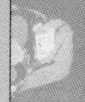

除可以触及宫旁、子宫主韧带、宫骶韧带有无增厚、弹性及结节外,尚可触及盆壁、后穹窿、直肠情况。

(三) 有关检查

1. 细胞学检查 包括常规宫颈涂片、宫腔及后穹窿吸片、阴道壁涂片。常规宫颈涂片,可采用小脚板或双取器采取标本,后者更易获取颈管细胞。宫腔及后穹窿部吸片更易直接吸取宫腔及后穹窿脱落细胞。获取标本可采用巴氏体系或TPS体系报告。阴道壁涂片亦能反映体内雌激素水平高低。

2. B超 应作为妇科常规检查的一部分。检查应注意子宫大小、宫壁厚度、宫腔内情况。特别要注意子宫内膜的厚度,对子宫内膜肥厚,如与月经周期及年龄不符,应结合临床进一步检查。

3. 分段刮取子宫内膜 在宫颈局部消毒后,先刮取颈管内膜组织,然后采取宫内膜组织。在刮取宫内膜时,应详细记录所取内膜部位,如宫底部、侧壁、前壁、后壁、上段、下段等,标本应分别标记所在部位。

4. 测量宫腔深度 可在上述刮取宫腔组织之前测量,以探针顺宫腔方向探至宫底部。探测宫腔应仔细、准确。宫腔深度对临床分期及设计治疗计划均有意义,而且对了解宫腔及肌壁情况亦有帮助。

5. 宫腔镜检查 此法优于"盲目"刮宫,可在直视情况下准确采取可疑内膜组织,全面了解宫腔内情况。但宫腔镜检查应有一定指征,如B超下有明显的实性肿物,子宫出血较多、宫腔有感染时不宜行宫腔镜检查。B超异常仅限于内膜时,宫腔镜检查最为有利。但要注意,不要因膨宫液压力过大而致盆腔转移。

6. 全面性诊刮 不作诊断内膜癌的首选方法。少数病人,如高危人群,经上述方法未确诊,但临床仍怀疑子宫内膜癌时,可考虑行全面性诊刮术。

7. CT、MRI 检查 对判断子宫内膜、肌层、淋巴结及盆腔组织、器官情况均有帮助，所提供的信息有助于治疗方案。

8. X 线检查、静脉肾盂造影、膀胱镜、直肠镜、肾图、骨扫描、肝肾功能、血糖、阴拭培养等，有的为常规检查，有的视患者情况而行。

9. 雌、孕激素受体检查对内分泌治疗及估计预后有一定意义；CA125 测定对部分患者监测病情有所帮助，有条件单位可以进行。

（四）病理诊断

1. 活体组织检查

一般按分段刮子宫内膜方法采取标本。标本应注明部位，如宫颈管前壁、后壁等；宫内膜应注明宫底、宫角、前壁、后壁、左壁、右壁、子宫下段等。应观察刮取组织的大小、色泽、质地、形状。组织包埋前应仔细核对，应将刮取组织全部包埋切片。若刮取物系宫腔液，亦应涂片送细胞学检查，切勿丢弃。

2. 手术标本检查

取材前应仔细核对标本数目与申请单是否一致，并了解临床诊断及术前治疗情况，如手术范围、放疗剂量及结束时间等。肉眼检查全宫附件标本时，应观察子宫及卵巢大小、子宫外形是否正常、有无结节、浆膜面是否光滑、切下宫旁组织宽度、宫旁组织及卵巢系膜触摸时有无结节感。按常规于子宫前壁将子宫呈 Y 字形切开，观察子宫腔内有无肿物、肿物大小及形状、各壁内膜有无异常、肿瘤来源于何处、累及范围、肌壁厚度。肉眼可见肌层浸润时应测量其深度，肉眼不能确定浸润时，应于肿瘤基底部取材，镜下测量深度。观察颈管及宫颈阴道部情况，肉眼观察宫内病变是否累及颈管。测量切除阴道的长度，一般情况下，宫颈取材延续至阴道切缘处横切一圈。输卵管、卵巢均需剖开检查，并与宫旁组织按常规取材，对可疑之处另行取材。对系统切除的淋巴组织，应将肉眼所见及触及的淋巴结均行剖开检查及取材包埋，并记录其数目及部位。

对行术前放疗的手术标本，特别是受过高剂量腔内治疗者，可见宫腔内覆有白膜，内膜部位亦可见到溃疡及瘢痕。对腔内放疗后的标本除按上述常规及对可疑异常之处取材外，还应对子宫底部及两侧子宫角部取材切片，以免此处由于剂量不足，残存肿瘤。

3. 显微镜下诊断

子宫内膜癌的镜下诊断应包括下述内容：

(1) 病理类型

① 子宫内膜不典型增生　子宫内膜腺上皮增生，伴细胞形态及结构的异形性，即不典型增生（间变）。依其程度可分为轻、中、重。重度不典型增生，即为以前所谓的原位癌或镜下可疑癌。

② 子宫内膜癌　主要有下列类型：

a. 子宫内膜腺癌　大多数子宫内膜癌为此类型，应以其结构及核分化程度（见下）。

此类子宫内膜腺癌尚有以下主要亚型：

腺棘癌　腺癌中有鳞状细胞存在；

腺鳞癌　包括腺癌及鳞癌两种恶性成分；

乳头状子宫内膜样腺癌　又称绒毛腺管状子宫内膜样腺癌或高分化乳头状腺癌；

分泌型子宫内膜样腺癌　癌细胞有明显的分泌特点，腺上皮有一致性空泡。

b. 透明细胞癌　腺癌细胞中含多量透明胞浆为其特点。

c. 乳头状浆液性癌（UPSC）　乳头粗大，被覆不规则复层浆液性细胞，核恶性度高。

d. 黏液腺癌　肿瘤以含黏液的腺癌细胞为主。

e. 混合型腺癌　系指激素依赖病理型和非激素依赖病理型混合存在。

f. 鳞癌

(2) 组织分化程度　子宫内膜癌的病理诊断中应有组织分化程度，1971年临床分期中有组织分化的内容，1988年手术分期中更具体。其定义如下：

1971年：

G1　高分化腺癌

G2　中分化腺癌，有部分实性区

G3　主要为实性区或全部为未分化癌

Gx　无法评估

1988年：

G1　非鳞状或非桑葚实体状生长形态≤5%

G2　非鳞状或非桑葚实体状生长形态6%~50%

G3　非鳞状或非桑葚实体状生长形态>50%

当癌组织内核的异形性严重，与上述以结构为标准的分度不相适应时，应晋一级，如核形态为低分化时，对上述G1或G2应分别晋为G2或G3；对浆液性腺癌、透明细胞癌、鳞癌则以核分化程度为主；对伴鳞状细胞分化的腺癌，应按腺体成分的核分化程度为准。

(3) 放疗后改变　子宫内膜癌放射治疗后，病理形态发生改变，主要表现为不同程度的癌细胞退化性变及间质反应。其程度与剂量、治疗时间、敏感性有关，也是临床处理的重要参考依据。放射后改变（或称放疗反应）可分轻、中、重三度。

轻度放疗反应：肉眼仍可见明显肿瘤，往往除色泽有所改变外，无特殊所见。镜下可见癌细胞退行性变及炎性细胞侵袭，亦可有毛细血管增生。

中度放疗反应：肉眼可见肿瘤有明显消除，肿瘤表面可覆盖明显白膜，溃疡变平变浅，底部平滑清洁。镜下可见肿瘤细胞坏死，瘤细胞大部消失，残存细胞有明显不同程度的退行性变；亦可见细胞碎片，淋巴细胞、泡沫细胞侵袭，异物巨细胞反应，瘤床内纤维组织增生。

重度放疗反应：肿瘤已消除，黏膜层已萎缩，表面可有溃疡及坏死组织。镜下瘤细胞已完全消失，瘤床内纤维组织增生，有弥漫性或局限性瘢痕形成。

（五）扩散与转移

子宫内膜癌可通过直接蔓延，淋巴、血行转移及种植性方式侵犯临近组织及器官或转移至远处器官。

1. 直接蔓延 沿子宫内膜直接蔓延至颈管、附件、宫旁、阴道及邻近器官。

2. 淋巴转移 子宫内膜癌淋巴转移主要有下述途径：
  (1) 子宫底部→阔韧带上部→输卵管、卵巢→腹主动脉旁淋巴结
  (2) 子宫中、下段→髂内、外淋巴结→髂总淋巴结→主动脉旁淋巴结
  (3) 子宫后壁→子宫骶骨韧带→骶前淋巴结
  (4) 子宫角部→子宫圆韧带→腹股沟淋巴结

由于子宫肌层淋巴管丰富，互相交汇，可同时出现多方向淋巴转移。

3. 血行转移 可转移至肺、肝、脾、脑、骨等全身各处。

4. 种植转移 癌细胞可经由输卵管种植于盆腔、腹腔。有些阴道的转移灶，也被认为是癌细胞脱落、种植的结果，特别是术后阴道出现的病灶。

二、分期

(一) 临床分期 (1971)

0 期	重度不典型增生,累及范围较广或镜下可疑癌时,可诊断原位癌;0 期不包括在任何治疗统计中
Ⅰ 期	癌局限于宫体
Ⅰa 期	宫腔深度 8cm 或小于 8cm
Ⅰb 期	宫腔深度大于 8cm
Ⅱ 期	癌除在宫体外亦累及宫颈
Ⅲ 期	癌侵及宫体以外,但未超过真骨盆
Ⅳ 期	癌扩散至真骨盆外,或明显侵犯膀胱、直肠黏膜;泡沫样水肿不属 Ⅳ 期
Ⅳa	癌累及邻近器官,如膀胱、直肠、乙状结肠、小肠
Ⅳb	癌扩散至远处器官

组织分化程度(见第二节,显微镜下诊断):G1、G2、G3、Gx。

临床分期的确定:应由有经验的医师在治疗前确定(可以在麻醉下检查盆腔),并不依以后的发现改变分期。定期的基础是仔细临床检查:包括窥视、三合诊、颈管刮取、分段刮宫、宫腔镜、膀胱镜、子宫造影、肺及骨 X 线检查。当定期有疑问时,应定为偏早期别。子宫外扩散可为 Ⅲ 期或 Ⅳ 期,但阴道、卵巢转移属 Ⅲ 期。

淋巴造影、动脉造影、静脉造影、腹腔镜检查所见对治疗计划有帮助,但由于没有普遍采用,且对检查发现解释不统一,故现不作为定期依据。

少数病例,不易确定颈管病变是否系为内膜癌所累时,可依同一切面镜下是否同时存在正常宫颈腺体及癌作出最后诊断。

（二）手术分期（FIGO，1988）

Ⅰ期
Ⅰa　G1、G2、G3　肿瘤局限于内膜
Ⅰb　G1、G2、G3　子宫肌层受累＜1/2
Ⅰc　G1、G2、G3　子宫肌层受累≥1/2

Ⅱ期
Ⅱa　G1、G2、G3　仅子宫颈管腺体受累
Ⅱb　G1、G2、G3　宫颈间质受累

Ⅲ期
Ⅲa　G1、G2、G3　肿瘤侵犯浆膜和（或）附件，和（或）腹腔液细胞学检查阳性
Ⅲb　G1、G2、G3　阴道转移
Ⅲc　G1、G2、G3　盆腔淋巴结转移和（或）腹主动脉旁淋巴结转移

Ⅳ期
Ⅳa　G1、G2、G3　肿瘤侵犯膀胱和（或）直肠黏膜
Ⅳb　远处转移包括腹腔内和（或）腹股沟淋巴结转移

组织分化程度（见第二节，显微镜下诊断）：G1、G2、G3。

手术分期只用于首选手术治疗的病例，对于行术前放疗或单纯放疗的病例，仍采用1971年的临床分期。测量肌层侵犯深度时，应和肌层厚度同时测量。采用手术分期时，以往所用的方法，如以分段刮宫来区别Ⅰ期或Ⅱ期，不再采用。为保证有关工作的可比性，手术分期只能与手术分期相比较。

第四节 治疗

一、治疗原则及治疗方案的选择

(一) 一般原则

1. 子宫内膜癌治疗以手术、手术与放疗的综合治疗及放疗为基本治疗手段。化疗意义尚有争议,目前不作为根治方法,多用于晚期患者的姑息治疗或综合治疗的一部分。

2. 有经验的临床医师及相应的治疗条件和设备是治疗子宫内膜癌的基本条件;不具备条件的单位,应将患者转至有条件医院进行治疗。

3. 应严格遵循各种治疗方法的指征,避免"过度治疗"或"治疗不足"。治疗及随诊在同一单位进行,最为理想。合理的治疗方案是治疗成功的保障。

4. 强调有计划的、合理的综合治疗,综合治疗不是几种治疗方法的盲目叠加。

(二) 治疗方案的选择依据

1. 病人全身情况如年龄,有无肥胖,有无严重的合并症,如严重心血管疾患、糖尿病等。

2. 子宫大小、光滑与否及活动程度、宫腔深度、颈管受累与否。

3. 肿瘤是否侵出子宫或可能性大小。

4. 肿瘤类型及分化程度。

5. B超、CT、MRI 所提供的参考信息,特别是肌层受累程度以及盆腹腔、腹膜后淋巴结有无受累的评估。

6. 临床分期。

二、手术治疗

（一）手术选择

子宫内膜癌患者经临床检查，病变局限于子宫（临床Ⅰ、Ⅱ期），全身情况允许及无严重心血管合并症者，均可考虑手术。

原则上肿瘤侵出子宫，不首先考虑手术治疗；广泛性手术（如子宫广泛切除＋淋巴清扫术）者，应尽量避免术后大剂量放疗。

筋膜外全子宫切除＋双附件切除（所谓扩大的子宫切除及子宫次广泛切除均属此范畴）为基本术式。近年来子宫广泛切除术也在很多单位实施，其意义尚需进一步评估。

术中对淋巴处理有淋巴活检（指仅对触及的淋巴结摘除）、淋巴取样（指选择几组淋巴结及其引流区进行部分摘除）、淋巴清扫（指系统的淋巴摘除）。淋巴清扫的价值尚有争议。但对一些预后不良病理类型的内膜癌，如浆液性乳头状腺癌主张处理淋巴结，包括主动脉旁淋巴结。

当选择手术为初治手段时，开腹前应取膀胱截石位，消毒外阴、阴道，将宫口"8"字缝合。开腹后先取腹腔液或腹腔冲洗液行细胞学检查。探查盆腔前应将子宫角部，包括圆韧带及部分宫旁组织以直齿钳钳夹，再查盆腔器官，以免探查及操作引起种植及转移。

（二）手术范围

1. 全子宫附件切除　子宫不大、宫腔不深、无颈管侵犯、病理类型腺癌 G1 或 G2，B 超、CT、MRI 无肌层浸润表现者，可行全子宫附件切除术或扩大的全子宫附件切除术，将子宫及其附件完整取下，并附带部分阴道壁。术中探查时，对触及的淋巴结

（包括盆腔及主动脉旁淋巴结）行淋巴结活检或淋巴取样。

2. 子宫广泛切除＋淋巴清扫术或淋巴取样 对子宫增大、宫腔深、颈管受累或无此情况但病理为腺癌 G2、G3、腺鳞癌、乳头状腺癌、透明细胞腺癌、乳头状浆液性腺癌或 B 超、CT、MRI 提示肌层受累的病例，可考虑行此类手术。子宫广泛切除＋盆腔淋巴清扫同子宫颈癌手术。关于是否加主动脉旁淋巴清扫术及清扫范围意见不一，尚不能普遍开展，各单位可依具体技术条件选择，但对某些病例淋巴取样是可取的。

（三）与手术有关的一些问题

1. 手术标本检查 子宫切下后，手术医师应切开子宫，了解肿瘤部位、大小，在测量浸润深度同时测肌层厚度，并了解颈管情况，必要时可行冰冻切片以助处理。

2. 腹水或冲洗液中细胞学检查阳性，可考虑大网膜切除。

3. 手术时对宫颈及探查处理未按前述要求进行者术后应补放疗（阴道及盆腔）。

4. 有潜在盆腔外转移可能者，可考虑术后腹主动脉旁照射，如：

（1）盆腔多组淋巴转移。

（2）病理类型不良（如浆乳癌、透明细胞癌、腺鳞癌等）或 G3 伴淋巴转移或深肌层受侵，特别位于子宫底、子宫角部肿瘤。

（3）子宫外有转移者。盆外转移肯定，除术后放疗外，辅助化疗是有理由的。

（四）术后行手术-病理分期，考虑有关处理问题。

三、放射治疗

放射治疗亦是子宫内膜癌的根治方法。对某些不适于手术治疗的病例（或因病变超出子宫，或因个体条件不适于手术），无放疗禁忌证（如骨髓抑制导致中度以上白细胞、血小板低下，急性、亚急性盆腔炎，恶液质，尿毒症等），可以行放射治疗。放射治疗包括腔内放疗及体外照射两部分。当放疗结束8～12周后，某些病例，可行单纯全子宫附件切除。

（一）腔内放疗

国内采用高剂量率后装放射治疗。腔内放疗必须准确地将宫腔容器放置宫腔底部，并得到一个适于宫体形状的剂量分布（倒梨形），对于子宫不大、宫腔不深、普通病理类型及分化好、无肌层受累的病例，可考虑单纯腔内治疗。

1. 剂量参照点　采用2个剂量参照点评估腔内放疗剂量的合理性，即A点与F点。A点即宫颈癌腔内放疗传统的剂量参照点，位于宫旁三角区内，相当于子宫口水平上方2cm，子宫中轴旁开2cm；F点位于放射源顶端，子宫中轴旁开2cm。A点与F点位于同一轴线上（图4.1）。

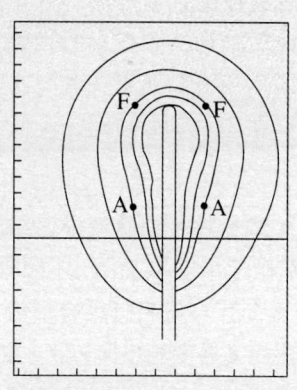

图4.1　宫内膜癌腔内放疗剂量参考点A点、F点

2. 腔内放疗剂量　目前国内后装机，临床常用剂量率多在100cGy/min以下。

临床Ⅰa：F点总剂量50Gy±10%，A点总剂量45Gy±10%。

临床Ⅰb以后：A点、F点总剂量均为50Gy±10%。

腔内治疗可每周1次，A点每次剂量6~7Gy，总次数6~8次。

当阴道有肿瘤时，可增加阴道量1~2次，每次源旁1厘米剂量6~10Gy。

当采用中子治疗时，程序中考虑了RBE因素，可按上述剂量，但需在Gy后加（i）。

（二）体外照射

可采用6~15MeV直线加速器或^{60}Co机行体外照射。

1. 盆腔照射 野上界相当4~5腰椎水平，下界为耻骨联合上缘下4~5cm，外界包括股骨头大部，野面积为15~18cm×13~15cm，可采用前后二野对穿照射或等中心照射。若采用盆腔前后四野照射方法，可于上述全盆野中央用铅块防护3~4cm×13~15cm。在与腔内放疗配合治疗时，可先采用全盆照射，盆腔中平面组织量20Gy，后改为盆腔前后四野垂直照射，再追加组织量20~30Gy。若不用全盆照射，盆腔四野垂直照射可给子宫旁剂量40~50Gy。在用全盆照射时，应依具体情况相应减少腔内剂量。

2. 延伸野照射 对于腹主动脉旁淋巴结转移，或可疑转移病例，可在盆腔野基础上沿腹主动脉走向设野，野上界至第10胸椎下缘，野宽6~8cm，与盆腔野结合形成凸形。每日照射组织量1.5~1.8Gy，依病人厚度算出Dm量。主动脉旁淋巴区组织量40~45Gy。可行肾扫描，以了解肾区受照范围，必要时予以防护。

3. 近年来放疗技术发展，以影像学为指导设计三维适形或调强治疗可提高局部剂量，多用于淋巴转移、未控及复发的治疗。

四、手术与放射综合治疗

(一)术前放疗

一般采用腔内放疗,少数情况下采用体外照射,如体积大于3个月妊娠的子宫,术前体外照射剂量不宜大,一般组织量20~30Gy。

术前腔内放疗可分为术前腔内全量放疗及术前腔内非全量放疗。

1. 术前腔内全量放疗 腔内放疗与本章"三"中腔内放疗剂量相同,即Ⅰa期F点为50Gy±10%,A点为45Gy±10%;Ⅰb期以后,A、F点均为50Gy±10%。放疗结束后8~12周行全宫附件切除。以往多数采用此种术前腔内放疗方式。

2. 术前腔内非全量放疗 剂量应大于全量放疗的1/2,否则作用不大,完成照射后10~14天行全子宫附件手术。

(二)术后放疗

1. 术后体外照射 对术前腔内放疗病例,手术探查有淋巴转移或可疑淋巴转移者,手术病理检查肌层浸润超过内1/3及腺癌G2、G3及腺鳞癌、乳头状腺癌、透明细胞腺癌、乳头浆液性腺癌,在全子宫附件切除术后应补充照射,一般为全盆照射,必要时加用延伸野照射(参考本章体外照射部分)。

2. 术后腔内照射 对于术后病理检查发现阴道切缘有癌组织或切缘与癌组织邻近者,术后应补充腔内放疗。阴道源旁1厘米处剂量20~25Gy,可分3~4次给予,2~3周内完成。手术时未缝合宫口者,考虑辅加腔内放疗。

五、化学药物（包括激素）治疗

目前抗癌药物及激素治疗尚不是治疗子宫内膜癌的根治方法。其疗效尚不能以长期生存率判断，而是以反应率、症状改善程度表示。主要作为综合治疗的一部分用于晚期内膜癌或潜在性盆腔外转移或对晚期内膜癌及手术、放疗失败病例的姑息治疗。

激素治疗主要是用孕酮类药物及三苯氧胺。对于病理分化好的子宫内膜腺癌，特别ER、PR阳性者反应较好。三苯氧胺有抗雌激素作用，且可提高孕酮作用效能。激素疗法疗程较长，用药量大，一般用药至少3~6个月。

（一）孕酮类药物治疗

1. 甲地孕酮 每日口服160mg，连续用药3月以上。

2. 甲孕酮 口服，每日1次或2次，每日剂量500mg；显效后，改每日剂量250mg或500mg口服，隔日1次，连续用药3月以上。

3. 乙酸孕酮 肌内注射，每日500mg，1次注射；显效后可改为隔日500mg肌注，或每日250mg。孕激素药物可使体重增加，少数病人可致肝功能一过性改变。

4. 三苯氧胺 可与孕酮类药物合用，每日2次，每次口服20mg；或每日3次，每次口服10mg。

（二）联合化疗
目前多采用几种抗癌药物联合方案。抗癌药物亦可与孕酮类药联合使用。

1. CAP方案

环磷酰胺　250~500mg/m^2　　静注　　第1天

阿霉素　　30mg/m^2　　　　　静注　　第1天

顺铂　　　50mg/m^2　　　　　静滴　　第1天

每3~4周重复，治疗前日先水化

2. EAP 方法

阿霉素 40mg/m² 静注 第 1 天
足叶乙甙 75mg/m² 静滴 第 1~3 天
顺铂 20mg/m² 静滴 第 1~3 天
每 4 周重复

3. CAF + 孕酮方案

环磷酰胺 250~400mg/m² 静注 第 1 天
阿霉素 30~40mg/m² 静注 第 1 天
5-氟尿嘧啶 300~400mg/m² 静滴 第 1~3 天
每 3~4 周重复
同时口服甲地孕酮 160mg，每日 1 次或口服甲孕酮 250~500mg，每日 1 次

4. AP 方案

阿霉素 50 mg/m² 第 1 天
顺铂 30 mg/m² 第 1~3 天
每 4 周重复

注：本章涉及的手术治疗及放射治疗并发症均参照子宫颈癌章，化疗反应参照卵巢癌章。

六、复发癌的治疗

手术后盆腔复发考虑放疗，一般常规野剂量 DT 40~45Gy，局部可采用三维适形或调强照射至 60Gy，并可考虑用以铂类为基础的联合化疗行顺铂 + 5-氟尿嘧啶放化疗同期治疗。阴道复发者可采用腔内放疗，以往未作放疗者加用盆腔体外照射。

放疗后复发视以往放疗情况，一般可采用三维适形或调强放疗并考虑用以铂类为基础的联合化疗行顺铂 + 5-氟尿嘧啶放化疗同期治疗。盆外转移则考虑化疗或放化疗。

第五节 疗后随诊

患者疗后应定期随诊，疗后近期 1~2 年内可 1~3 个月 1 次，2~3 年可 3~6 个月 1 次，3~5 年可 6 个月 1 次，5 年以后每年 1 次。随诊间隔时间可依具体情况调整。随诊时除了解患者情况及一般体查外，亦可依需要行 B 超、CT、MRI 乃至 PET 检查。曾作过肿瘤标志物检查者，特别对异常者，随诊时应重复。对于放疗患者随诊时应探宫腔、测宫腔深度，疗后 3 个月宫腔及子宫未缩小者应再次取宫腔组织送病理。

第六节 其 他

一、预后因素

期别、病理类型与分级、宫颈受累、宫腔深度与子宫大小、宫腔内肿瘤的大小、腹水及腹腔冲洗液的细胞学阳性、肌层侵犯与淋巴转移、脉管区侵润（vascular space involvement）、ER、PR、DNA 倍体、治疗方法等均是影响预后的重要因素。

二、转诊

患者在某一医院诊断为子宫内膜癌，需转其他医院治疗或经一定治疗需转其他医院进一步处理时，应将全部临床资料（包括病理切片）带至转去的医院。特别应将上述有关预后因素作尽可能详细的介绍，以便作进一步处理时参考。

手术病例应将是否缝合宫颈口、探查情况、手术步骤及术中、术后处理及标本检查（包括肿瘤大小、部位）均予介绍。放疗病例应交待清楚腔内治疗的机型、放射源及强度、剂量率、治疗次数、参照点分割剂量、总剂量及时间。有条件的单位应有剂量分布图。体外应将射线能量、照射范围（野的面积）、照射方式（常规全盆＋盆腔四野对穿照射、等中心、三维适形、调强、X刀、γ刀等）、总疗程、分割次数介绍清楚。

（盛修贵）

参考文献

1. 孙建衡，李爱苓，张洵，等．子宫内膜癌单纯放射治疗回顾性分析．中华肿瘤学杂志，1991，13：375－377.
2. 张惜阴．临床妇科肿瘤学．上海：上海医科大学出版社，1993：126.
3. 孙建衡．后装放射治疗．北京：北京科学技术出版社，1993：66.
4. 连丽娟．林巧稚妇科肿瘤学．第三版．北京：人民卫生出版社，2000：373－379.
5. 孙建衡，盛修贵，周春晓．Ⅰ期、Ⅱ期子宫内膜癌治疗方法评价．中华妇产科杂志，1997，32：601－604.
6. 周春晓，孙建衡．早期子宫内膜癌盆腹腔淋巴切除的临床意义．中华妇产科杂志，1998，33：510－512.
7. 孙建衡，盛修贵，周春晓．不同方法对Ⅰ期、Ⅱ期子宫内膜癌治疗后复发、转移及并发症的影响．中华妇产科杂志，2000，35：270 273.
8. 孔为民，孙建衡．59例子宫内膜癌单纯放射治疗．中华放射肿瘤学杂志，2000，9：184－186.
9. 高永良，于爱军，陈鲁，等．盆腔淋巴结清扫术用于子宫内膜癌的探讨．中华妇产科杂志，2000，35：264－266.
10. 孟祥芝，程其辉，郗彦凤，等．子宫内膜癌不同治疗方法比较．中华妇产科杂志，2001，36：153－155.
11. 孙建衡．妇科恶性肿瘤的放射治疗学．北京：中国协和医科大学出版社，2002：176－196.
12. 孙建衡．妇科恶性肿瘤的近距离放射治疗．北京：中国协和医科大学出版社，2005：32－33.

13. 孙建衡. 妇科恶性肿瘤继续教育教程. 北京: 中国协和医科大学出版社, 2007: 271-290.
14. 徐光炜. 临床诊疗指南肿瘤分册. 北京: 人民卫生出版社, 2005: 490-499.
15. 白萍, 程敏, 李淑敏, 等. 子宫内膜癌淋巴取样术的临床意义. 中国肿瘤临床, 2007, 34: 467.
16. Gusberg SB. Current concepts in cancer: The changing nature of endometrial cancer. N Engl J Med, 1980, 302: 729.
17. George C, Lewis, Brian Bundy MA. Surgery for endometrial cancer. Cancer, 1981, 48: 568.
18. Cream WT, Morrow CP, Bundy L, et al. The Surgical pathologic spread pattern of endometrial cancer, a Gynecologic Oncology Group study. Cancer, 1987, 60: 2035.
19. Malviy VK, Dppe G, Mulone JM, et al. Reliability of frozen section examination in identifying poor prognostic indicators in stage I endometrial adenocarcinoma. Gynecol Oncol, 1989, 34: 299.
20. Parazzini F, Vecchia CA, Bocciolone L, et al. The epidemiology of endometrial cancer. Gynecol Oncol, 1991, 41: 1.
21. Noumoff JS, Menzin A, Mikuta J, et al. The ability to evaluate prognostic variables on frozen section in hysterectomy performed for endometrial carcinoma. Gynecol Oncol, 1991, 42: 202.
22. Matthew PB, Edgard L, Yordan JR. Prognostic factor and long term survival in endometrial adenocareinoma with cervical involvement. Gynecol Oncol, 1993, 51: 316.
23. Barbara AG, Goodman A, Howard GM, et al. Surgical stage IV endometrial carcinoma: A study of 47 cases. Gynecol Oncol, 1994, 52: 237.
24. Ono I, Kuwae C, Kaneko M, et al. Intra-arterial infusion chemotherapy for advanced endometrial cancer before surgical treatment. Gan To Kagaku Ryoho, 1998, 25: 1318.
25. Santin AD, Parham GP. Routine lymph node dissection in the treatment of early stage cancer: Are we doing the right thing? Gynecol Oncol, 1998, 68: 1-3.

26. Nag S, Erickson B, Parikh S, et al. The American Brachytherapy Society recommendations for high-dose-rate brachytherapy for carcinoma of the endometrium. Int J Radiat Oncol Biol Phys, 2000, 48 : 779.
27. Fujimura H, Kikkawa F. Adjuvant chemotherapy including cisplatin in endometrial carcinoma. Gynecol Obstet Invest, 2000, 50 : 127.
28. Aoki Y, Kase H, Watanabe M. Stage III endometrial cancer: analysis of prognostic factors and failure patterns after adjuvant chemotherapy. Gynecol Oncol, 2001, 83 : 1.
29. Onsrud M, Strickert I, Marthinsen AB. Late reactions after operative high-dose-rate intravaginal brachytherapy for endometrial cancer: acomparison for standardized and individualized target volumes. Int J Radiat Oncol Biol Phys, 2001, 49 : 749.
30. Trope C, kristensen GB, Abeler UM. Clear cell and papillary serous cancer treatment options. Best Pract Res Clin Obstet Gynecol, 2001, 15 : 433-446.
31. Hirai M, Hirono M, Oosaki T. Adjuvant chemotherapy in stage I uterine endometrial carcinoma. Int J Gynaecol Obstet, 2002, 78 : 37.
32. Lincoln S, Blessing JA, Lee RB. Activity of paclitaxel as second-line chemotherapy in endometrial carcinoma: a Gynecologic Oncology Group study. Gynecol Oncol, 2003, 88 : 277.
33. Jereczek-Fossa BA, Badzio A, Jessem J. Factors determining acute nomal tissue reactions during postoperation radiotherapy in endometrial cancer: analysis of 317 consecutive. Radiother Oncol, 2003, 68 : 33.
34. Sobotkowski J, Zielinska M, Grzelak M, et al. Preoperative high-dose brachytherapy in cancer of endometrial carcinoma-preliminary assessment of outcomes and safety. Med Wieku Rozwoj, 2004, 8 : 309.
35. Santin AD, Bellone S, O'Brien TJ, et al. Current treatment options for endometrial cancer. Expert Rev Anticancer Ther, 2004, 4 : 679 - 689.
36. Tamm MN, Luis S, Lorraine P, et al. Long-term results of high-dose rate brachytherapy in the primary treatment and medically inoperable stage I-II endometriama. Int J Radiat Oncol Biol Phys, 2005, 63 : 1108.
37. Markman M. Hormonal therapy of endometrial cancer. Eur J Cancer, 2005, 41 : 673 - 675.

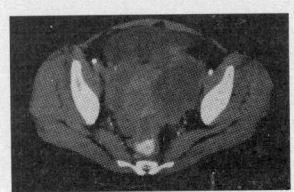

第五章
卵巢恶性肿瘤

第一节　概述
第二节　诊治流程
第三节　诊断
第四节　治疗
第五节　预后
第六节　疗后随诊

第五章 卵巢恶性肿瘤

第一节 概　述

卵巢恶性肿瘤（ovarian malignancy）是女性生殖器三大恶性肿瘤之一，约占女性生殖器恶性肿瘤的23%，占女性所有恶性肿瘤的2.5%~5%。由于其发病隐匿，早期诊断困难，约3/4的患者就诊时已属晚期，而晚期患者又疗效较差。虽然近二十年来化疗的进步，使卵巢恶性生殖细胞肿瘤的治疗效果明显提高，死亡率从90%降低到10%，但卵巢上皮性癌的治疗效果仍未能根本改善，治疗后约70%将再复发，能获得治愈的患者不到40%，其5年生存率始终徘徊在30%~40%，死亡率高居女性生殖器恶性肿瘤之首，成为女性恶性肿瘤第五位的致死原因。

近年来，卵巢恶性肿瘤发病率有上升趋势，发病率约为17.1/10万。每个妇女患卵巢癌的终生风险为1/70。卵巢恶性肿瘤发病原因不明，而且卵巢恶性肿瘤种类繁多，恶性程度不一，临床表现也有所差异，也难以相似有关因素所概括。对占大多数的上皮性卵巢癌（epithelial ovarian cancer）而言，发病有关因素有：①持续排卵、未产、不孕和应用促排卵药物是其危险因素，而较早年龄（25岁或以前）怀孕和生育、多次妊娠、口服避孕药和哺乳可降低30%~60%的卵巢癌发病危险；②内分泌因素，过多的促性腺激素刺激和雌激素作用可促使卵巢包涵囊肿上皮细胞增生与转化；③环境及其他因素，滑石粉、石棉等某些工业产物的接触者发病机会增加，高胆固醇饮食不利于对卵巢的保护；④遗传和家族因素，约有10%卵巢癌患者具有遗传异常，如BRCA1/2突变的遗传性乳腺-卵巢癌综合征（HBOC）、常染色体异常的遗传性非息肉病性结直肠癌综合征（Lynch Syndrome）Ⅱ型等，所谓家族聚集性卵巢癌是指一家数代均发病。

卵巢恶性肿瘤目前普遍采用的是世界卫生组织（WHO）制定的分类方法（见表5.1）。在卵巢恶性肿瘤以上皮性卵巢癌最常见（占60%~85%），故常将卵巢癌泛指为卵巢恶性肿瘤。卵巢上皮性肿瘤来源于卵巢的生发上皮，包括浆液性、黏液性、内膜样肿瘤、纤维上皮瘤或勃勒纳瘤、混合性上皮性肿瘤、未分化癌和不能分类的上皮性肿瘤等组织类型，各类肿瘤又有良性、交界性和恶性之分。卵巢恶性生殖细胞肿瘤（ovarian malignant germ cell tumor）指来源于胚胎性腺的原始生殖细胞而具有不同组织学特征的一组肿瘤，占所有卵巢恶性肿瘤的5%，但我国报告较国外高，约为卵巢恶性肿瘤的20%；临床上以无性细胞瘤、内胚窦瘤、恶性畸胎瘤及它们的混合型多见。卵巢性索间质肿瘤（sex cord stromal tumor）来源于原始性腺中的性索组织及特异性间叶组织，为良性或低度恶性肿瘤，多数有内分泌功能，产生类固醇类激素，占卵巢恶性肿瘤的5%~8%，较上皮性癌及恶性生殖细胞肿瘤少见；临床上以颗粒细胞瘤、卵泡膜细胞瘤、支持细胞-间质细胞瘤（Sertoli-Leydig cell tumor）较为多见。其他颇为少见的来源于卵巢非特异性间质恶性肿瘤有各种卵巢肉瘤（如纤维肉瘤、平滑肌肉瘤、横纹肌肉瘤、血管肉瘤、恶性中胚叶混合瘤、神经纤维肉瘤等），此外尚有卵巢原发性恶性淋巴瘤、滋养细胞肿瘤等。卵巢继发性肿瘤，多来源于乳房、胃肠道、生殖道、泌尿道。

卵巢恶性肿瘤的处理原则是采取以手术或手术与化疗的综合治疗为基本治疗手段。手术可切除肿瘤并明确诊断，同时可手术-病理分期。化疗依具体情况可术前、术后、全身、腹腔进行。放射治疗目前已不被考虑为首选辅助治疗的方法，但某些病例仍可采用。

卵巢癌病因不清，预防较难，临床医师应对具有一定高危因素的人群重点监控。当今已有一些除妇科盆腔检查外的能普及的方法，如B超、肿瘤标志物检查有助于早期发现。应加强对卵巢癌的防治宣传，妇女应定期作体查。早期发现、早期治疗是改善卵巢癌预后的关键所在。

第五章 卵巢恶性肿瘤

第二节 诊治流程

```
盆腔包块、腹水、腹
胀等怀疑卵巢癌时
        ↓
・B超
・肿瘤标志物（CA125、AFP、hCG、性激素等）
・胸部X线
・血常规
・血生化检查和肝肾功能
・胃肠检查（如钡餐或肠镜检查）
・盆腔或/和腹腔CT/MRI等影像学检查
・腹水穿刺细胞学
・有家族史者应行谱系分析
        ↓
   确定诊断
手术确定病理组织学诊
断及手术-病理分期
        ↓
   治疗选择
根据肿瘤性质、组织学类型、手术
-病理分期和患者年龄、对生育的
要求以及全身情况等综合分析评估
        ↓
   综合治疗
手术 化疗 放疗 其他治疗
```

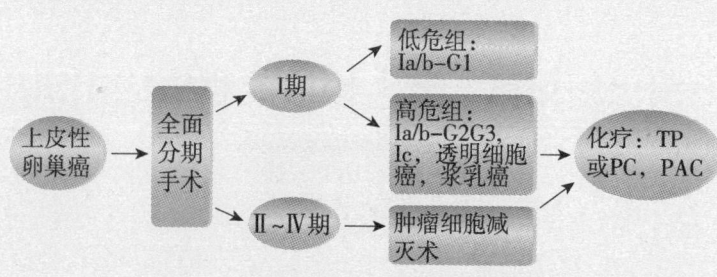

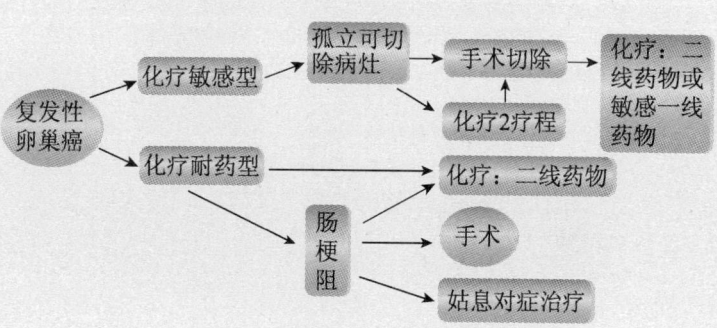

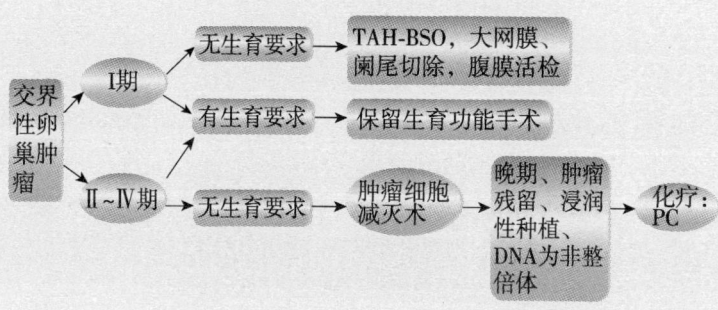

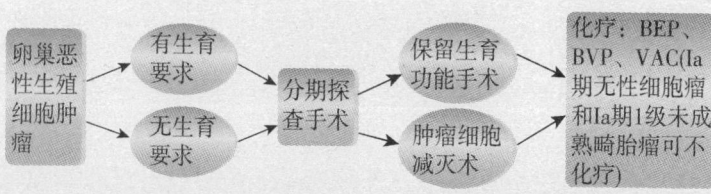

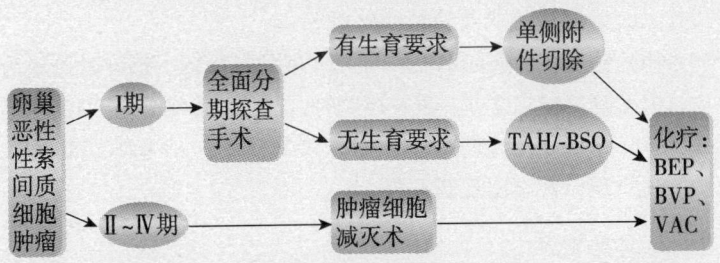

第三节 诊 断

一、诊断步骤

(一) 询问病史

应详细、完整询问病史,注意有无卵巢肿瘤的病史,是否治疗过及用何种方法。注意是否有卵巢癌高危因素存在。

(二) 临床表现

1. 症状

(1) 胃肠道症状:早期可有消化不良、便秘、恶心、腹泻及腹部不适,渐渐出现腹胀。

(2) 下腹包块:恶性者表面高低不平,固定。

(3) 压迫症状:因肿瘤生长较大或浸润邻近组织所致。腹水量多者可出现呼吸困难、上腹饱胀,有胸腔积液者可出现心悸、心律改变;压迫盆腔静脉可致下肢水肿;腹痛及尿频、尿潴留、排尿困难、下腹坠胀、便秘等往往是由于卵巢肿瘤对邻近器官的浸润、牵拉或压迫所致。

(4) 播散及转移症状:腹膜种植引起腹水,肠道转移引起消化道症状,子宫内膜转移或侵犯卵巢、过度刺激而导致子宫内膜增生出血等症状。

(5) 内分泌症状:某些卵巢肿瘤所分泌的雌激素、睾酮的刺激可发生性早熟、男性化、闭经、月经紊乱、不规则阴道流血及绝经后出血等。

(6) 腹痛：肿瘤内出血、坏死、破裂、扭转、感染时可致腹痛，侵犯盆壁、累及神经时，可出现疼痛并向下肢放射。

(7) 恶病质：晚期恶性肿瘤患者有贫血、消瘦等恶病质表现，甚至出现肠梗阻。

2. 体格检查

(1) 全身检查：应特别注意乳腺、区域淋巴结如锁骨上淋巴结及腹股沟淋巴结是否肿大，腹部膨胀情况，腹部是否扪及肿块，有无腹水的移动性浊音，肝脾是否肿大、有无表面不平，直肠检查有无占位病变等。

(2) 盆腔检查：双合诊和三合诊检查，注意附件肿块的位置、大小、形状、边界、质地、表面状况、活动度、触痛、与周围脏器的关系及子宫直肠陷凹有无结节等。对伴下述情况的盆腔肿块应警惕恶性卵巢肿瘤的可能：①实性；②双侧；③肿瘤不规则、表面有结节；④粘连、固定；⑤肿块生长迅速；⑥子宫直肠陷凹结节；⑦腹水；⑧恶病质；⑨大网膜肿块、肝脾肿大及胃肠道梗阻表现。

(三) 辅助检查

1. 影像学检查

(1) 超声扫描：对于卵巢肿瘤的检查有重要意义。可探测肿物部位、大小、形态及性质等，并鉴别卵巢肿瘤、腹水和结核性包裹性积液。B 超的临床诊断符合率可 $>90\%$，但难以发现 $<1cm$ 的实性肿瘤，且对良恶性的判定也依操作者经验而定。通过彩色多普勒超声扫描，能测定卵巢及其新生组织血流变化，对鉴别良性与恶性有重要参考价值。交界性肿瘤的最常见的两个特征声像仍是囊内乳头结构和多房隔，但不是诊断的敏感指标。

(2) CT 及 MRI：可清晰显示肿瘤，尤其对合并肠梗阻的诊断更有价值。对判断肿瘤大小、性质、卵巢周围脏器的浸润、有无肝脾及淋巴转移和确定手术方式也有参考价值。

(3) 胸部、腹部 X 线摄片：对判断有无胸腔积液、肺转移和肠梗阻有诊断意义。腹部 X 线平片还可显示卵巢畸胎瘤的牙齿、骨质和囊壁钙化。

2. 肿瘤标记物

(1) CA125：80% 的卵巢上皮性癌患者 CA125 水平高于正常值，90% 以上患者 CA125 水平的消长与病情缓解或恶化相一致，尤其对浆液性腺癌更有特异性，故可作为治疗及随访中的监测。但 CA125 并非绝对特异，有一部分非恶性妇科疾病如急性盆腔炎、子宫内膜异位症、腹盆腔结核、卵巢囊肿、子宫肌瘤及一些非妇科疾病的 CA125 值也时有升高。75% 浆液性交界性肿瘤患者术前 CA125 升高，而黏液性者仅约 30% 升高。

(2) 甲胎蛋白（AFP）：对卵巢内胚窦瘤有特异性价值，绝大多数内胚窦瘤的 AFP 升高，部分含卵黄囊成分的未成熟畸胎瘤、混合性无性细胞瘤及胚胎癌也可升高。AFP 动态变化与癌瘤病情的好转或恶化是一致的，可作为治疗前后及随访的重要标志物。

(3) 人绒毛膜促性腺激素（hCG）：对于原发性卵巢绒癌及含有绒癌成分的生殖细胞肿瘤有特异性。

(4) 性激素：颗粒细胞瘤、泡膜细胞瘤可产生较高水平的雌激素。黄素化时，亦可有睾酮分泌。浆液性、黏液性或纤维上皮瘤有时也可分泌一定的雌激素。

(5) 癌胚抗原（CEA）：有些晚期卵巢恶性肿瘤，别是黏液性囊腺癌 CEA 值常常升高，但它并非卵巢肿瘤的特异抗原。

(6) 乳酸脱氢酶（LDH）：部分卵巢恶性肿瘤血清中 LDH 升

高，特别是无性细胞瘤常常升高，但并非特异指标。

(7) CA19-9：黏液性肿瘤术前 CA19-9 可有升高。

3. 细胞学检查

阴道后穹隆吸液脱落细胞学检查有时可找到癌细胞，但阳性率很低，价值不大。腹水明显者可直接从腹部穿刺，若腹水少或不明显者可从后穹隆穿刺。术中腹水或腹腔冲洗液细胞学检查对治疗与分期均有意义。

4. 组织病理学检查

肿瘤组织标本病理检查可明确诊断。标本可通过开腹、腹腔镜、B 超指引下经腹或经阴道用细针直接穿刺（FNA）肿瘤取活体组织检查。

5. 腹腔镜检查

虽然对盆腔肿块、腹水、腹胀等可疑卵巢恶性肿瘤的患者行腹腔镜检查可明确诊断，但其在卵巢恶性肿瘤中的应用尚有争议。

6. 其他检查：必要时可选择。

(1) 系统胃肠摄片（GD）或乙状结肠镜观察，必要时行胃镜检查，提供是否有卵巢癌转移或胃肠道原发性癌瘤的证据。

(2) 肾图、静脉肾盂造影：观察肾脏的分泌及排泄功能，了解泌尿系压迫或梗阻情况。

(3) 肝脏扫描或 γ 照像：了解肝转移或肝脏肿物。

(4) 放射免疫显像或 PET 检查：有助于对卵巢肿瘤进行定性和定位诊断，PET 还有助于复发的诊断。

二、组织学类型

世界卫生组织（WHO）1999 年制定的卵巢肿瘤组织学分类见表 5.1。

第五章 卵巢恶性肿瘤

表5.1 卵巢肿瘤组织学分类（WHO1999）

1.上皮性肿瘤（上皮-间质肿瘤）	（1）浆液性肿瘤	1）良性浆液性肿瘤	①囊腺瘤和乳头状囊腺瘤 ②表面乳头状瘤 ③腺纤维瘤和囊性腺纤维瘤
		2）具有低度恶性潜能的浆液性肿瘤（交界性）	①囊性肿瘤和乳头状囊性肿瘤 ②表面乳头状瘤 ③腺纤维瘤和囊性腺纤维瘤
		3）浆液性腺癌（恶性）	①腺癌 ②表面乳头状腺癌 ③纤维腺癌/纤维瘤/恶性腺纤维瘤） Ⅰ.乳头状腺癌 Ⅱ.乳头状囊腺癌
	（2）黏液性肿瘤（宫颈内膜样型和肠型）	1）良性黏液肿瘤	①囊腺瘤 ②腺纤维瘤和囊腺纤维瘤
		2）具有低度恶性潜能的黏液性肿瘤（交界性）	①囊性肿瘤 ②腺纤维瘤和囊性腺纤维瘤
		3）黏液性腺癌	①腺癌/囊腺癌 ②纤维腺癌/纤维腺癌（恶性腺纤维瘤/恶性囊腺纤维瘤）

续表

1. 上皮性肿瘤（上皮-间质肿瘤）	（3）内膜样肿瘤	1）良性内膜样肿瘤	① 囊腺瘤 ② 腺瘤伴鳞状化生 ③ 腺纤维瘤和囊性腺纤维瘤 ④ 腺纤维瘤和囊纤维瘤伴鳞状化生
		2）交界性（潜在低度恶性）	① 囊性肿瘤 ② 囊性肿瘤伴鳞状化生 ③ 腺纤维瘤/囊性腺纤维瘤 ④ 腺纤维瘤/囊性腺纤维瘤伴鳞状化生
		3）恶性（内膜样癌）	① 腺癌/囊腺癌 ② 腺癌/囊腺癌伴鳞状化生 ③ 纤维腺癌/纤维囊性腺癌（恶性腺纤维瘤/恶性囊腺纤维瘤） ④ 纤维腺癌/纤维囊性腺癌伴鳞状化生（恶性腺纤维瘤/恶性囊腺纤维瘤伴鳞状化生）
		4）上皮-间质性和间质性	① 腺肉瘤（同源性:异源性） ② 恶性中胚叶（米勒）混合性瘤（癌肉瘤） ③ 间质肉瘤

续表

1. 上皮性肿瘤（上皮-间质肿瘤）	（4）透明细胞肿瘤	1) 良性	①囊腺瘤 ②腺纤维瘤/囊性腺纤维瘤
		2) 交界性（潜在低度恶性）	①囊性肿瘤 ②腺纤维瘤/囊性腺纤维瘤
		3) 透明细胞癌	①腺癌 ②纤维腺癌/纤维囊腺癌（恶性腺纤维瘤/恶性囊腺纤维瘤）
	（5）移行细胞肿瘤	1) 良性移行细胞肿瘤	勃勒纳瘤（Brener tumour）
		2) 中间型移行细胞肿瘤	交界恶性（增生性）勃勒纳瘤
		3) 恶性移行细胞肿瘤	①恶性勃勒纳瘤 ②移行细胞癌（非勃勒纳型）
	（6）鳞状细胞癌		
	（7）混合性上皮肿瘤（注明特殊成分）	1) 良性 2) 交界性（潜在低恶性） 3) 恶性	
	（8）未分化癌		

续表

2. 性索-间质肿瘤	(1) 粒层-间质细胞肿瘤	1) 颗粒细胞肿瘤	① 成人型颗粒细胞肿瘤	
			② 幼年性颗粒细胞瘤	
		2) 卵泡膜瘤-纤维组织肿瘤	① 卵泡膜瘤	Ⅰ. 经典型
				Ⅱ. 黄素化型
			② 纤维瘤	
			③ 富于细胞纤维瘤	
			④ 纤维肉瘤	
			⑤ 伴少量性索成分的间质瘤	
			⑥ 硬化性间质瘤	
			⑦ 间质黄体瘤	
			⑧ 未分类	
			⑨ 其他	
	(2) 支持-间质细胞肿瘤（睾丸母细胞瘤）	1) 分化良好型	① 支持细胞瘤（管状男性母细胞瘤）	
			② 支持-莱狄细胞瘤	
			③ 莱狄细胞瘤	
		2) 中分化支持-间质细胞肿瘤	变异型-伴异源成分（注明类型）	

续表

2. 性索-间质肿瘤	(2) 支持-间质细胞肿瘤（睾丸母细胞瘤）	3) 低分化（肉瘤样）支持-间质细胞肿瘤	变异型-伴异源成分（注明类型）
		4) 网状型支持-间质细胞肿瘤	变异型-伴异源成分（注明类型）
	(3) 伴环状小管的性索瘤		
	(4) 两性母细胞瘤		
	(5) 未分类的支持-间质细胞肿瘤		
	(6) 类固醇细胞（脂质细胞）肿瘤	1) 间质黄体瘤	
		2) 间质莱狄细胞瘤	① 门细胞瘤
			② 非门细胞型莱狄细胞瘤
		3) 非特异性类固醇细胞肿瘤（未分类）	
3. 生殖细胞肿瘤	(1) 无性细胞瘤	变异型-伴合体滋养细胞	
	(2) 卵黄囊瘤（内胚窦瘤）	1) 多囊泡型（变异型）	
		2) 肝样型（变异型）	
		3) 腺型（变异型）	

续表

(3) 胚胎性癌			
(4) 绒毛膜癌			
(5) 畸胎瘤	1) 未成熟型		
	2) 成熟性畸胎瘤	① 实性	
		② 囊性（皮样囊肿）	
		③ 伴有继发性肿瘤形成（注明特殊类型）	
		④ 胎儿型（小人型）	
	3) 单胚层性和高度特异性	① 卵巢甲状腺肿	变异型-伴甲状腺肿瘤（注明特殊类型）
		② 类癌	Ⅰ. 岛状型
			Ⅱ. 梁状型
		③ 甲状腺肿类癌	
		④ 杯状细胞类癌	
		⑤ 神经外胚层肿瘤（注明特殊类型）	
		⑥ 皮脂腺肿瘤	
		⑦ 其他	

3. 生殖细胞肿瘤

续表

3. 生殖细胞肿瘤	(6) 多胚瘤	
	(7) 混合性生殖细胞肿瘤（注明特殊成分）	
4. 性腺母细胞瘤	变异型—伴无性细胞瘤或其他生殖细胞肿瘤	
5. 非性腺母细胞瘤型生殖细胞-性索-间质肿瘤	变异型—伴无性细胞瘤或其他生殖细胞肿瘤	
6. 卵巢网肿瘤	(1) 腺瘤/囊腺瘤	
	(2) 腺癌	
7. 间皮肿瘤	(1) 腺瘤样肿瘤	
	(2) 间皮瘤	
8. 起源未定的肿瘤和杂类肿瘤	(1) 小细胞癌	
	(2) 可能未源于午非管的肿瘤	
	(3) 肝样癌	
	(4) 黏液瘤	

9. 妊娠滋养细胞疾病				
10. 非特殊性软组织肿瘤				
11. 恶性淋巴瘤白血病和浆细胞瘤				
12. 未分类肿瘤				
13. 继发(转移)性肿瘤				
14. 瘤样病变	(1) 孤立性卵泡囊肿			
	(2) 多发性卵泡囊肿(多囊卵巢综合征,硬化性囊性卵巢)			
	(3) 妊娠和产褥期大孤立泡性黄素化卵泡囊肿			

续表

(4) 高反应黄体（多发性黄素化卵泡囊肿）	变异型-伴黄体		
(5) 黄体囊肿			
(6) 妊娠黄体瘤			
(7) 异位妊娠			
(8) 间质增生症			
(9) 间质卵泡膜增生症			
(10) 重度水肿			
(11) 纤维瘤病			
(12) 子宫内膜异位症			
(13) 囊肿，未分类（单纯性囊肿）			
(14) 炎性病变			
14. 瘤样病变			

三、分期

1997年以来,卵巢癌的TNM分期以及FIGO(国际妇产科联盟)分期都没有明显的改变(见表5.2)。

卵巢癌的分期必须通过全面的体检及通过手术对盆腔、腹腔全面检查,腹水或冲洗液的细胞学检查及对盆腔以外可疑部位多处活检病理检查后,才能作出全面、准确的临床分期。

表5.2 原发性卵巢恶性肿瘤的分期(FIGO 2000 和 TNM)

FIGO		TNM
0期	原发肿瘤无法评估	T_X
	无原发肿瘤证据	T_0
Ⅰ期	肿瘤局限于卵巢	T_1
	Ⅰa期 病灶局限于一侧卵巢,包膜完整,表面无肿瘤,腹水或腹腔冲洗液中未见恶性细胞	T_{1a}
	Ⅰb期 病灶局限于双侧卵巢,包膜完整,表面无肿瘤,腹水或腹腔冲洗液中未见恶性细胞	T_{1b}
	Ⅰc期 Ⅰa期或Ⅰb期肿瘤伴下述任一项者:包膜破裂,卵巢表面有肿瘤,腹水或腹腔冲洗液中找到恶性细胞	T_{1c}
Ⅱ期	一侧或双侧卵巢,伴盆腔内扩散转移	T_2
	Ⅱa期 蔓延和/或转移到子宫和/或输卵管	T_{2a}
	Ⅱb期 侵及其他盆腔组织	T_{2b}
	Ⅱc期 Ⅱa或Ⅱb期肿瘤,腹水或腹腔冲洗液中找到恶性细胞	T_{2c}
Ⅲ期	一侧或双侧卵巢肿瘤,伴镜下证实的盆腔外的腹膜转移和/或区域淋巴结转移;肝表面转移为Ⅲ期	T_3 和/或 N_1
	Ⅲa期 镜下证实的盆腔外的腹腔转移	T_{3a}
	Ⅲb期 腹腔转移灶直径≤2cm	T_{3b}
	Ⅲc期 腹腔转移灶直径>2cm 和/或区域淋巴结转移	T_{3c} 和/或 N_1
Ⅳ期	远处转移(胸腔积液有癌细胞,肝实质转移)	M_1

注:Ⅰc及Ⅱc如细胞学阳性,应注明是腹水还是腹腔冲洗液;如包膜破裂,应注明是自然破裂还是手术操作时破裂。

第四节 治 疗

一、治疗基本原则

卵巢恶性肿瘤的治疗是以手术或手术与化疗的综合治疗为基本疗法。基本的治疗原则是：

1. 术前应对疾病有充分评估，术后有明确的病理-手术分期。

2. 手术应尽量将肿瘤完全切除，减瘤术尽量达到理想或最小的残余肿瘤。

3. Ⅰ期肿瘤是否使用微创技术到目前仍有争议，不是推荐的标准方法。

4. 所有黏液性肿瘤患者均应行阑尾切除术。

5. 除Ⅰa期高分化或交界瘤者术后并非必须辅助化疗（但应定期随访）外，各期的中、低分化癌及Ⅰb期以上者均应采用术后化疗。

6. 根据组织类型选择化疗方案，多采用联合化疗，通常先选择含铂类药物的联合化疗作为一线化疗。化疗要及时、规范，剂量要足，疗程要够。

7. 浸润性上皮性卵巢癌或腹膜癌患者，如细胞减灭术后残留肿瘤负荷小，应考虑行腹腔化疗。

8. 保留生育功能的手术仅限于某些明显为早期和一些低危肿瘤，如肿瘤细胞分化好者、生殖细胞肿瘤、交界性卵巢肿瘤、早期（Ⅰa）浸润性上皮癌或性索间质肿瘤，可考虑行患侧附件切除，保留子宫和对侧卵巢。但全面手术分期仍需进行，以排除可能存在的隐匿性晚期疾病，还要有密切随访条件。待完成生育功能后视具体情况决定是否切除对侧卵巢。卵巢恶性生殖细胞肿瘤保留生育功能的手术术后应用 BEP 或 VBP 联合化疗。

9. 复发的卵巢恶性肿瘤估计可被切除时，可施二次减瘤术。若能达到较小的肿瘤残余灶（<2cm），术后配合二线化疗可延长生存期。若达不到理想的二次减瘤术则难以延长生存期。复发的卵巢恶性肿瘤对铂类耐药者可选用 Taxol、HMM、IFO 及 TPT 等作为二线化疗。若为铂类敏感者可再用以铂类为基础的联合化疗或其他二线化疗。无性细胞瘤复发或残余病灶局限者可采用术后放疗（外照射）。

10. 当发现为浸润性黏液性卵巢肿瘤，应仔细检查上、下消化道，以排除原发于消化道的隐匿性肿瘤转移至卵巢。

二、治疗方法

（一）手术治疗

1. 全面的确定分期的剖腹手术（comprehensive staging laparotomy）：①腹部足够大的纵切口；②全面探查；③腹水或腹膜冲洗液的细胞学检查通常应取4处，即膈面、左结肠沟、右结肠侧窝及盆腔；④对盆腹腔所有可疑病变部位和粘连部位的活检，如盆腔侧壁、肠浆膜、肠系膜、横膈等；⑤若肉眼观无明显种植则应对膀胱反折部、子宫直肠陷凹、左右结肠侧窝及盆壁腹膜进行随机活检；⑥全子宫和双侧附件切除；⑦横结肠以下的大网膜切除；⑧盆腔及腹主动脉旁淋巴结清除术（至肠系膜下动脉水平）。

2. 再分期手术（re-staging laparotomy）：首次手术未进行确定分期，但亦未用药而施行的全面探查和完成准确分期。如已用化疗，则属第二次剖腹手术（second laparotomy）。

3. 肿瘤细胞减灭术（cytoreductive surgery） 或减瘤术

(debulking surgery)：理想手术（optimal surgery）为最大努力切除原发灶及一切转移瘤，使残余癌灶直径<2cm，亚理想手术（suboptimal surgery）为术后残存肿瘤直径≥2cm。手术要求：①足够大的纵切口；②腹水或腹腔冲洗液细胞学检查；③全子宫和双侧附件及盆腔肿块切除，卵巢动、静脉高位结扎；④横结肠下缘大网膜切除，注意肝、脾、横膈、结肠侧沟、盆壁腹膜、肠系膜及子宫直肠陷凹转移灶切除或多点活检，肝、脾转移处理；⑤腹主动脉旁及盆腔淋巴结清除术；⑥阑尾切除及肠道转移处理，若肿瘤已转移到肠管的肌层或黏膜层，可同时施行肠切除并吻合或造瘘。若病灶广泛不可能完全除净，则只能施行较保守的减瘤术。

4. 再次肿瘤细胞减灭术（re-cytoreductive surgery）：指对残余瘤或复发瘤的手术，目的是缓解症状、提高生活质量，尤用于孤立复发病灶、缓解期一年以上的复发患者，但关键是需有更有效的二线化疗药物配合，否则这种手术的价值很有限。

5. "中间性"或间隔肿瘤细胞减灭术（interval or intervening cytoreductive）：某些晚期卵巢癌病灶较大、固定，有大量腹水，估计难以切净或难以基本切净，或一般情况不能耐受手术者，则先用几个疗程化疗，再行肿瘤细胞减灭术。可能使腹水减少、肿块缩小或松动，使减灭术可行，提高手术质量。但对术后化疗不利，仍应力争先行肿瘤细胞减灭术。

6. 二次探查术（second look operation）：指经过初次满意的肿瘤细胞减灭术后1年内，又施行了至少6个疗程化疗，临床检查及辅助检查（包括CA125等肿瘤标志物和影像学）均无肿瘤复发迹象，为评估治疗效果及有否病灶继续存在而施行的剖腹探查术。目的是了解腹腔癌灶有无复发，作为日后治疗的依据，以决定是否停止化疗（或少数疗程巩固）或改变化疗方案及治疗方案。二次探查术应与初次手术分期一样，切除所见癌灶，并做全面细致的探查和活检，进行盆腹腔等部位冲洗液细胞学检查，认真探查整个盆腔、腹腔，对上次手术部位及可疑部位的可疑结节及可疑腹膜后淋巴结等进行活检，即使肉眼观正常的腹膜也应行多处随机活检，以便达到全面估计盆腔、腹腔内病灶情况。手术时间一般距初次手术 6~10 个月。

由于二探手术可发现非创伤性检查难以发现的细小肿瘤病灶（<2cm），故有其应用价值。但二次探查术并不能改善患者的生存时间和预后，故现已较少应用。交界性肿瘤、Ⅰ期上皮性癌、恶性生殖细胞肿瘤、性索间质瘤不作二次探查术。

（二）化疗

1. 指征和应用

化疗已是卵巢癌继手术治疗之后次要的治疗方法，包括术前及术后化疗。联合化疗优于单药化疗，目前全身化疗多采用联合化疗方案。应根据组织病理类型的不同选择不同的方案。

术前化疗适用于晚期卵巢癌、大量腹水、估计手术切除有困难者或初次手术肿瘤未能被切除者，可先行 1~3 个疗程化疗（腹腔、动脉或静脉），可使原本不能手术切除的卵巢癌达到较理想的减瘤术，此即新辅助化疗（neoadjuvant chemotherapy，先期化疗）。其目的是减少肿瘤负荷、提高手术质量。新辅助化疗需有明确的诊断并明确病变程度和范围，目前还没有确切的循证医学证据表明其能提高卵巢癌患者的生存率。

术后化疗应用于除卵巢恶性肿瘤Ⅰa期 G_1 外的其他患者，因前者术后应用化疗与不用化疗的长期生存率相似；但对Ⅰa期卵巢癌中组织类型为浆乳癌、透明细胞癌或移行细胞癌，及未能精确手术分期（即未行大网膜切除和/或腹膜后淋巴结清除术）和肿瘤周围有粘连等高危因素的，亦应行术后化疗。卵巢交界性肿瘤原则上不予术后化疗，但对期别较晚、有浸润性种植和DNA 为非整倍体的卵巢交界性肿瘤，术后也可行 3~6 个疗程正规化疗。

化疗前应进行全身查体，除血压、脉搏、呼吸之外，应测体重及身高，有些化疗药物要根据体表面积计算。其次血生化检查了解肝肾功能、心肺功能和必要的心电图及胸片等。除血（包括白细胞分类及血小板）、尿、便常规外，还应查血电解质了解钾、钠、氯及镁。各种肿瘤标志物及B超等检查，能及时了解化疗前后对肿瘤的作用，必要时考虑CT或MRI，有助于了解转移部位。有条件可行单抗放射免疫显像（RII），帮助术前诊断及肿瘤定位。对Karnofsky分级在40分以下者，一般不适宜化疗。

化疗期限应根据肿瘤的类别和期别等而定。上皮性癌往往需要6~8个疗程。生殖细胞肿瘤则为3~6个疗程。疗程的多少还与采用的化疗方案、剂量及残余肿瘤的大小有关。剂量偏小的则需较多的疗程。化疗时也应考虑"个体化"，重视评估化疗的效果和毒副反应，及时调整化疗药物的剂量和方案。

化疗途径应以全身化疗为主（静脉或口服），也可配合腹腔化疗。腹腔化疗是卵巢癌常用的化疗途径，有利于药物直接与肿瘤细胞接触，比全身化疗的毒副反应轻。腹腔化疗可用腹腔穿刺注药或腹壁皮下植入化疗泵注入化疗药物。腹腔化疗注入腹腔的液体，应有足够的体积，一般约2000ml。当液体能很通畅输入腹腔内后再将稀释的化疗药物注入。常用于腹腔化疗的药物有5-FU、TSPA、MMC、DDP、CBP、CLB等。

巩固化疗的目的在于加强初治效果、延缓复发以提高患者生存率。但目前尚无资料能表明巩固或维持化疗能改善卵巢癌患者的总生存率，考虑到普通巩固化疗疗效的非限定性及毒副作用，在缺乏循证医学证据支持的情况下，尚不能作为卵巢癌的常规治疗。

2. 常用化疗药物

许多抗癌药物对卵巢癌有效，常用的药物有苯丙氨酸氮芥（L-PAM）、环磷酰胺（CTX）、异环磷酰胺（IFO）、消瘤芥

(CLB)、噻替哌（TSPA）、六甲嘧胺（HMM）、阿霉素（ADM）、甲氨蝶呤（MTX）、5-氟尿嘧啶（5-FU）、顺铂（DDP）、卡铂（CBP）、紫杉醇（Taxol）、多西紫杉醇（Docetaxel）、更生霉素（KSM）、丝裂霉素（MMC）、博来霉素（BLM，平阳霉素）、长春新碱（VCR）、鬼臼乙叉苷（VP16）、吉西他滨（Gemcitabine，健择）及拓扑替康（TPT）等。

化疗药都有一定的毒副作用，不同的化疗药物其毒副反应不尽相同。在进行化疗时应注意不要超过限定的累积量，并根据不同的反应对症处理或特殊的解毒处理。临床上较常见的毒副反应有以下几种：

(1) 骨髓抑制：大多数抗癌药物都可引起不同程度的骨髓抑制，常表现为白细胞及血小板下降。化疗期间及化疗后应经常检测白细胞及血小板。当出现较严重的骨髓抑制时应暂时停止化疗，并及时采用重组人粒细胞集落刺激因子（G-CSF）治疗，如惠尔血、格拉诺赛特、生白能及吉粒芬等。

(2) 胃肠道反应：DDP 常可引起严重的胃肠道反应，如恶心、呕吐等，反应严重者往往拒绝化疗，若引起脱水和电解质紊乱，更易出现不良后果。可用各种止吐剂镇静剂如甲氧氯普胺（灭吐灵）、氯丙嗪、维生素 B6、5-羟色胺受体拮抗剂昂丹司琼、格拉司琼等，如可用昂丹司琼于化疗前 15min 或化疗后根据反应轻重重复用药；如配伍用地塞米松，更能较好地预防呕吐。

(3) 肾功能损害：大剂量 DDP、MTX 及 IFO 等药容易引起肾损害，表现为血清肌酐升高、蛋白尿、少尿甚至无尿。可用水化方法防治大剂量 DDP 所致肾功能损害。水化可缩短 DDP 血浆浓度的半衰期及增加 DDP 的肾消除率，减少与肾小管细胞结合，从而减轻肾毒性。水化的液体包括 5% 葡萄糖生理盐水、10% 葡萄糖液及林格液等,水化液体总量一般应每日3000ml,于DDP用药前数小时至12小时开始。在用药期内还应给予利尿剂如速尿和甘露醇等。由于水化过程中易出现电解质紊乱,应注意补充钾、镁等电解质。

(4) 肝功能受损:化疗药物大多在肝脏解毒,疗程长时易引起药物性肝损害,常表现为转氨酶升高。而过去有肝病史的患者或乙肝病毒携带者或患者手术化疗时输血导致输血后肝炎,则化疗将加重肝功能受损。可给予保肝药物防治,也可使用下述治疗方案来保证化疗的继续进行:①甘草甜素(强力宁,每20ml含甘草酸单胺40mg),80ml加入5%葡萄糖液500ml中每日静注,2~3日无反应,可加大至100~200ml,持续3个月。此药有类似皮质激素作用,但不引起继发感染,个别患者血压略升高,或有轻度水肿。②猪苓多糖,每日肌注2~4ml(10mg/ml),持续应用3~6个月,有调节免疫功能、保护肝脏及增强化疗疗效等作用。③干扰素,隔日肌注300万单位,肝功能正常后可改为每周2次或1次,持续3~6个月;不良反应可出现体温升高至38℃左右,停药后即恢复,如反应重可适当减量。

(5) 过敏反应:Taxol引起过敏反应时有发生,表现为皮疹、支气管痉挛、喘鸣、血管性水肿和低血压。在应用Taxol前6~12h给予地塞米松20mg口服,用药前半小时给予苯海拉明50mg、西米替丁300mg,常可预防严重过敏反应。

(6) 脱发:许多化疗药物如ADM、VCR、Taxol等会引起脱发,不需特殊治疗,待化疗停止后,新生头发可逐渐长出。应向病人做好解释工作。

(7) 低镁血症:DDP还可引起低镁血症。由于肾小管受损,镁的重吸收障碍,以致引起镁过度从尿中排出。常见症状有肌无力、手足抽搐、痉挛、颤抖、眩晕或末梢感觉异常。如出现上述症状，可口服氧化镁 250～500mg，每日 4 次，或肌注 25% 硫酸镁 10ml，也可静脉点滴。

(8) 肺纤维化：BLM 易诱发肺纤维化，出现憋气、胸闷或呼吸困难等症状，胸片往往可找到典型病变。此时应立即停止有关化疗药物，必要时应用激素（强的松）等治疗。BLM 总量超过 450～500IU 时，毒性明显增加。

(9) 其他：心律失常、消化道黏膜炎、出血性膀胱炎等也因不同的化疗药而产生。

(三) 放疗

放射治疗是卵巢恶性肿瘤综合治疗的手段之一，但由于对女性生理功能的损害，大照射野及剂量问题限制了其应用，目前已不作首选的辅助疗法，仅作为手术及化疗失败的辅助治疗，而对于肿瘤病灶很大或术后盆腹腔内严重粘连者不适于放射治疗。无性细胞瘤对放疗最敏感，颗粒细胞瘤属中度敏感，而上皮性癌的放疗效果不如前者。

其主要适应证有：①化疗失败且对放疗敏感的生殖细胞瘤，如无性细胞瘤；②手术及化疗失败的局限性较小病灶，或较表浅的病灶；③局限性复发病灶，对阴道残端复发灶可行腔内治疗。

主要方法有全腹照射、全盆及盆腹病灶的小照射野照射（包括调强及适形照射）及阴道复发灶的腔内照射或插植治疗。体外放射通常采用 ^{60} 钴或直线加速器，腔内放射源多采用 ^{192} 铱、^{137} 铯、^{60} 钴、^{252} 锎。

由于卵巢恶性肿瘤常有上腹腔的转移，所以外照射野往往采取全腹照射，肝及肾挡铅防护。全腹照野的剂量为 2500cGy 左右/4~5周。由于卵巢肿瘤的主要病灶位于盆腔,需对盆腔照射时,可达到4500cGy左右。照野的大小及照射剂量可根据病灶大小及部位适当调整。

(四)激素治疗:内膜样癌可用孕酮类药物与化疗联合应用:甲地孕酮160mg,每日1次,连服3月;或甲羟孕酮片500mg,每日1次,连用3~6个月。

(五)巩固或维持治疗

对减瘤术和化疗后获得临床完全缓解(CR)的卵巢癌患者,是继续巩固或维持治疗还是停药观察待复发后再予二线化疗或其他治疗,目前仍存争议。但一般认为,卵巢癌患者手术或6疗程辅助化疗后任何形式的维持治疗均未能带来明显的临床益处。

三、治疗方案

(一)上皮性卵巢癌的治疗

1. 早期(Ⅰ、Ⅱ期)卵巢上皮癌的治疗

治疗采用全面的分期手术,这是其最基本、最重要的治疗手段;一些患者还需术后给予以紫杉醇和铂类为基础的综合化疗。

(1) Ⅰ期低危组:包括所有FIGO的Ⅰa和Ⅰb期肿瘤分化好者,预后良好;全面的分期手术十分重要,术后大部分患者不需要进一步治疗。

(2) Ⅰ期高危组:包括所有Ⅰa和Ⅰb期的中分化和低分化的癌、Ⅰc期的肿瘤和所有卵巢浆乳癌、透明细胞癌以及未能精确手术分期的患者;约30%~40%有复发的危险,25%~30%在首次手术后5年内死亡,所以在全面手术分期后,还需要进行术后化疗。

(3) Ⅱ期患者:应行肿瘤细胞减灭术并给予术后辅助治疗。

2. 晚期（Ⅲ、Ⅳ期）卵巢上皮癌的治疗

标准治疗是一开始即应行满意的肿瘤细胞减灭术，使残余肿瘤<2cm，术后首选铂类药物和紫杉醇的联合化疗，至少6个疗程。也可腹腔静脉联合化疗。

常用化疗方案：①TC：Taxol 135~175mg/m^2，iv（3h），d1；CBP AUC=5~6，iv，d1；每3~4周重复。②TP：Taxol 135~175mg/m^2，iv(3h)，d1；DDP 75mg/m^2，iv，d1（需水化）；每4周重复。③CAP：CTX 600mg/m^2，iv，d1；ADM 50mg/m^2，iv，d1，（最大累积量350mg/m^2）；DDP 50~70mg/m^2，iv，d1（需水化）；每3~4周重复。④CP：CTX 700mg/m^2，DDP 75mg/m^2（水化）；每3~4周重复。

对于未能行满意的肿瘤细胞减灭术的患者也可以使用同样的化疗方案。另外，如患者在首次肿瘤细胞减灭术后残余肿瘤数量相当多，可以给予2~3个疗程的辅助化疗，紧接着再行肿瘤细胞减灭术，术后再予3~6个疗程的化疗。

3. 复发性上皮性卵巢癌的治疗

卵巢癌的复发（recurrence，relapse）指经过正规治疗（包括满意的肿瘤细胞减灭和正规足量的化疗）达到临床完全缓解，停药半年后临床上再次出现肿瘤复发的证据（发现病灶或某些监测指标提示肿瘤存在），视为复发。一些病例虽然经过正规治疗，但肿瘤仍进展或稳定，二探手术发现残余灶，或停化疗半年之内发现复发证据称之为未控（persistent disease，failure of the treatment）；其治疗原则与复发者相同，也可归于复发性卵巢癌。

卵巢癌复发的诊断最好有病理学支持，如出现下述情况中的两项时可考虑复发：① CA125升高；②出现胸腹水；③体检发现肿块；④影像学检查发现肿块；⑤不明原因肠梗阻。

目前复发性卵巢癌没有肯定的根治性手段，对这些复发者经

过适当治疗,部分可以达到临床缓解,但缓解以后还会复发,而且每次复发后的缓解期将越来越短。治疗基本原则一般是趋于保守性姑息治疗,要个体化。治疗方法主要取决于患者初次缓解时间的长短以及患者的症状和以前用药情况,还要考虑所选择方案的预期不良反应及其对整个生活质量的影响,同时也应尊重病人的意愿,制定较为适度的治疗方案。

临床上有下述情况时可考虑作为开始治疗的时机和指征:①有临床症状,临床或影像学检查有复发证据,伴有或不伴有CA125的升高;②没有临床症状,但CA125升高,临床或影像学检查发现>2~3cm的复发灶;③虽然无临床和影像学检查的复发证据,但有症状和CA125的明显升高;④系列测定CA125持续升高,可排除其他原因引起的CA125。开始治疗最好在早期CA125迅速攀升时进行,不宜过早,更不能过晚。

对孤立可切除病灶,特别首次治疗对化疗敏感的患者原则采用手术与化疗相结合的治疗方法。首次治疗反应不好的患者再次治疗不理想,常选用二线卵巢癌化疗药物治疗及姑息性对症治疗。

可用于卵巢癌二线治疗(挽救化疗)的药物有效率基本相似,大约为10%~20%,故二线化疗没有首选的药物。可考虑采取患者未用过的、尤其是作用机制不同的单药或联合化疗作为二线化疗药物。

4. 交界性卵巢肿瘤(低度恶性卵巢癌)的治疗

交界性瘤恶性程度低、预后好、复发晚,复发率随时间推移而增加。交界性瘤复发,绝大多数病理形态仍为交界性,再次手术仍可达到较好结果。所以,手术为交界性肿瘤的最重要、最基本的治疗。是否辅助治疗仍存争议,多不主张加用辅助化疗。

(1) 手术

手术范围视患者年龄、生育状况及临床分期而定。由于常常在同一肿瘤中并存良性、交界性和恶性成分,如术中冰冻切片病理检查不能确定交界性或恶性时，则一般应结合探查情况（包括淋巴结活检、冰冻切片检查）考虑是否进行淋巴结清扫。

① 保留生育功能手术：保守手术患者的无病生存率和总生存率与行满意分期手术的患者无区别，都接近100%。而且保守手术后患者的生育、妊娠结局也很好。所以，早期、有生育要求者，切除患侧附件，对侧剖探，腹腔冲洗液细胞学检查及腹膜多点活检，保留生育功能。由于附件切除和囊肿剥除术后的复发率分别是2%~3%和20%，因此肿瘤剥除术仅限于双侧交界性卵巢肿瘤（发生率约为38%）或已有一侧卵巢切除的患者。期别较晚者如无外生乳头结构及浸润种植也可考虑保留生育功能，但术后均应严密随访。

② 晚期、年龄大或无生育要求者，行全子宫及双侧附件切除，大网膜、阑尾切除或施行肿瘤细胞减灭术。

（2）化疗

超过Ⅰ期的患者辅助化疗是否能减少复发并提高患者生存率仍争议较大，而过度化疗可引起并发症，增加患者的死亡率。不过，交界性肿瘤对化疗并非完全不敏感，术后辅助治疗仍有一定的近期疗效，特别是术后有残留病灶者，化疗可使肿瘤松动、病灶缩小，待条件许可时再次手术，可达到将肿瘤完全切除的目的。对期别较晚、有浸润性种植和DNA为非整倍体的卵巢交界性肿瘤，也可术后给予3~6个疗程正规化疗，方案同卵巢上皮癌。

交界性肿瘤术后辅助治疗应注意：① 辅助化疗的目的是缩小残留病灶，为再次减瘤术成功创造条件，但不能期待利用化疗改善预后；② Ⅰ期及其他期别术后无肿瘤残留者，不必接受辅助治疗，但应严密随访；

③无腹膜浸润的患者不需要辅助治疗,浆液性交界性肿瘤中只有发生浸润种植者需要化疗;④宜选用较温和的方案(如PC方案较为理想),疗程不宜过于集中,因交界性肿瘤细胞增殖速度较上皮性癌缓慢,化疗应有别于卵巢上皮癌;⑤肿瘤细胞DNA含量、倍体水平及有关癌基因的检测,有助于指导术后辅助化疗。

(二) 卵巢恶性生殖细胞肿瘤的治疗

卵巢恶性生殖细胞肿瘤常发生于年轻的妇女及幼女,多为单侧发病,有很好的肿瘤标志物,即使复发也很少累及对侧卵巢和子宫,尤其是其对化疗敏感且有有效化疗方案可使预后大为改观,5年存活率由既往的10%提高到90%,所以大部分患者可行保留生殖内分泌功能及生育功能的治疗,但术后必须行足够的辅助治疗。保留生育功能是其治疗的原则,治愈是其目标。主要的治疗方式为手术和化疗。

1. 手术

(1) 有生育要求者,切除患侧卵巢和转移灶,保留生育功能。

保留生育功能手术可不受期别限制,对Ⅱ、Ⅲ、Ⅳ期者,只要对侧子宫和卵巢无明显受累,仍可保守手术,仅切除患侧附件,同时行分期探查术,切除转移灶及腹膜后淋巴结(也有主张仅对探查发现的淋巴结切除),术后给予化疗。

(2) 无生育要求者,全面手术分期和细胞减灭术。

(3) 复发者仍应积极手术治疗。

2. 化疗

根据肿瘤分期、类型和肿瘤标志物的水平,术后可采用3~6疗程的联合化疗,但Ⅰa期的无性细胞瘤和Ⅰa期1级未成熟畸胎瘤术后不需要进一步化疗。

常用化疗方案：①BEP：BLM 15~20mg/d，iv，d2，d9，d16，最大剂量30mg/次，终生剂量360mg；Vp16 100mg，iv，d1~5；DDP 20mg/m^2，iv，d1~5；每3~4周重复，共3疗程，必要时可增加1~3疗程，但在增加疗程中应除去BLM，仅用VP16及DDP。②VBP：BLM 15mg/d，iv，d2，d9，d16，最大剂量不可超过30mg/次，最大累积终生剂量360mg；VCR 1.5mg/m^2，iv，d1，d2，最大剂量2.0mg/次；DDP 20mg/m^2，iv，d1~5；每3~4周重复，当其用量达总剂量后PVB方案可改用PV方案，用法同PV。③VAC：VCR 1.5mg/m^2，iv，d1，最大剂量2.5mg/次；KSM 0.5mg/d，iv，d1~5；CTX 5~7mg/（kg·d），iv，d1~5；每3~4周重复。

最有效的化疗方案当属BEP。有肿瘤标志物升高的患者，化疗应持续至肿瘤标志物降至正常后2个疗程。

3. 放疗

为手术和化疗的辅助治疗。无性细胞瘤对放疗最敏感，但由于无性细胞瘤的患者多年轻，要求保留生育功能，目前放疗已较少应用。对晚期、复发或有远处转移者，放疗仍能取得较好疗效。

（三）卵巢性索间质细胞肿瘤

性索间质肿瘤较少见，具有不可预测的生物学行为特征。多数性索间质肿瘤（如纤维瘤、泡膜细胞瘤、支持细胞瘤、硬化性间质瘤等）是良性的，应按良性卵巢肿瘤处理；少数（如颗粒细胞瘤、间质细胞瘤、环管状性索间质瘤等）是低度或潜在恶性的，可按照低度卵巢恶性肿瘤处理。

低度恶性或潜在恶性的卵巢性索间质细胞肿瘤的主要治疗方式为手术和化疗，治疗目标是治愈。但这类肿瘤多数具有低度恶性、复发晚的特点，故需长期随诊。

1. 手术

多数肿瘤是单侧，预后好，故Ⅰ期要求保留生育功能者，经手术探查全面分期后保留生育功能；其他期别或不希望生育的年龄较大患者；行全子宫双附件切除（TAH-BSO）和确定分期的手术；晚期肿瘤应行肿瘤细胞减灭手术。复发的卵巢性索间质细胞肿瘤患者仍应积极手术。

2. 化疗

凡恶性肿瘤术后均需化疗。Ⅱ期或以上期别的支持细胞-间质细胞肿瘤更有可能复发，所以术后更要行辅助化疗。以铂类为基础的一线联合化疗能有效改善其预后，尤其对晚期患者。常用化疗方案可酌情选用 BEP、PVB、PAC、VAC 方案，4～6 个疗程。

3. 放疗

对盆腔和局限性病灶进行放疗。

（四）卵巢非特异性间质肿瘤

恶性卵巢非特异性间质肿瘤包括各种卵巢肉瘤和原发性恶性淋巴肉瘤，因其恶性程度高，肿瘤常很快广泛转移或复发，预后极差。可行全子宫及双侧附件切除术，术后辅以化疗及放疗。

（五）卵巢转移性肿瘤

大部分卵巢转移性肿瘤的治疗效果不好，预后很差。其处理取决于原发灶的部位和治疗情况，需要多学科协同诊治。处理原则以有效缓解和控制症状为目的。首要的是治疗原发肿瘤。如原发瘤已经切除且无转移复发征象，转移瘤仅局限于盆腔，可采用原发性卵巢癌的手术方式，即行全子宫双侧附件+大网膜切除，尽可能切除盆腔转移瘤，术后配合化疗，以延长患者生命；而广泛转移或恶病质者不宜手术。术后采用以5-氟尿嘧啶为主的联合化疗，常用方案为顺铂、丝裂霉素和5-氟尿嘧啶联合应用。

第五节 预 后

卵巢恶性肿瘤的预后与组织学类型、临床分期、分级、患者年龄、治疗及复发等有关，以临床分期最重要。恶性度越低、期别越早、分化越高者疗效越好；对化疗药物敏感者、术后残余癌灶＜1cm者治疗效果较好；年老者免疫机能低下，其预后不如年轻患者；低潜在恶性的治疗效果比上皮癌为好；治疗处理不及时或不得当，对治疗效果也会产生不良影响。

低度恶性的卵巢性索间质肿瘤预后较好，如颗粒细胞肿瘤的10年存活率为90%，20年存活率为75%，支持细胞-间质细胞肿瘤的5年存活率为70%~90%。卵巢生殖细胞肿瘤虽然恶性度高，但对化疗敏感，5年生存率Ⅰ期达95%，Ⅱ期70%，Ⅲ期60%，Ⅳ期30%。

卵巢上皮癌Ⅰ期低危者预后良好，90%以上患者可长期无瘤存活。与复发有关的高危因素是包膜破裂、肿瘤表面生长、低分化（G3）、与周围组织粘连、腹腔冲洗液阳性、透明细胞癌以及卵巢癌外转移等。晚期卵巢上皮癌高、中、低分化的5年生存率分别为59%、25%、7%。浆液性癌、透明细胞癌较黏液性癌及子宫内膜样癌预后差。肿瘤细胞减灭术后4周的血清CA125水平下降不满意（不及术前的50%）或术后两个月未降至正常者，预后差。

交界性瘤最重要的预后因素是卵巢外病变的性质，Ⅱ、Ⅲ期患者腹膜种植的形态学是主要的预后因素。浆液性交界性肿瘤伴微乳头型及有腹膜浸润性种植者预后较差，初次手术后有残留病灶也是预后不良的指标。

恶性卵巢非特异性间质肿瘤因恶性程度高，肿瘤常很快广泛转移或复发，预后极差。

大部分卵巢转移性肿瘤的治疗效果不好，预后很差。

第六节　疗后随诊

卵巢恶性肿瘤易于复发，治疗以后应长期予以随访和监测，认真进行病情监测并详细记录各种症状及发现。

卵巢交界性肿瘤应像卵巢癌一样进行随访。

一、随诊及内容

1. 临床症状、体征、全身及盆腔检查。强调每次随诊盆腔检查的重要性，要注意肝脾及腹部触诊、全身浅表淋巴结的检查（应特别注意锁骨上淋巴结及腹股沟淋巴结）。

2. 肿瘤标志物：CA125、AFP、hCG、CA19－9、LDH。

3. 影像检查：定期胸部 X 线摄片、盆腹腔 B 超或 CT 检查，必要时可行 MRI 和 PET 检查。

4. 类固醇激素测定：雌激素、孕激素及雄激素（对某些肿瘤）。

5. 必要时行二次探查术。

二、术后随访时间

术后第一年，每 1~2 月 1 次；术后第二年，每 3 个月 1 次；第三年以后可再适当延长。若有异常症状或发现肿块及腹水，则应随时就诊。

（李广太　吴小华）

参考文献

1. 孙建衡．妇科恶性肿瘤放射治疗学．北京：中国协和医科大学出版社，2002：220-273.
2. 刘丽影，洪婉君，李晓江，等．卵巢恶性肿瘤//董志伟，谷铣之，等．临床肿瘤学．北京：人民卫生出版社，2002：1244-1280.
3. 沈铿，郎景和．卵巢上皮癌诊断和治疗中应注意的问题．中华妇产科杂志，2003，38：65-68.
4. 丰有吉，沈铿．妇产科学．北京：人民卫生出版社，2005：321-333.
5. 孔北华．妇产科学．北京：高等教育出版社，2005：305-323.
6. 孙建衡．妇科恶性肿瘤的近距离放射治疗．北京：中国协和医科大学出版社，2005：222-227.
7. 黄啸．卵巢癌//吴小华．实用妇科肿瘤学．南京：江苏科学技术出版社，2005：272-319.
8. 徐光炜．临床诊疗指南肿瘤学分册．北京：人民卫生出版社，2005：500-517.
9. 连丽娟．林巧稚妇科肿瘤学．第4版．北京：人民卫生出版社，2006：543-691.
10. 殷蔚伯．临床诊疗指南放射肿瘤分册．北京：人民卫生出版社，2006：57-61.
11. 高永良，楼洪坤．卵巢恶性肿瘤//孙建衡．妇科恶性肿瘤继续教育教程．北京：中国协和医科大学出版社，2007：307-335.
12. 中华医学会．临床诊疗指南妇产科学分册．北京：人民卫生出版社，2007：82-92.
13. 李广太．妇科肿瘤标志物的一些相关问题．中华妇产科杂志，2008，

43:2-3.
14. Thomas GM. Is there a role for consolidation or salvage radiotherapy after chemotherapy in advanced epithelial ovarian cancer? Gynecol Oncol, 1993, 51:97-103.
15. Hacker NF, Ngan HYS, Benedet L. Staging classifications and clinical practice guidelines for gynaecologic cancers. 2nd edit. Amsterdam: Elsevier, 2000:95-117.
16. Markman M, Liu PY, Wilczynski S, et al. Phase III randomized trial of 12 versus 3 months of maintenance paclitaxel in patients with advanced ovarian cancer after complete response toplatinum and paclitaxel-based chemotherapy: a Southwest Oncology Group and Gynecologic Oncology Group trial. J Clin Oncol, 2003, 21:2460-2465.
17. Sorbe B. Swedish-Norwegian Ovarian Cancer Study Group: consolidation treatment of advanced (FIGO) stage ovarian carcinoma incomplete surgical remission after induction chemotherapy: a randomized controlled clinical trial comparing whole abdominal radiotherapy, chemotherapy, and no further treatment. Int J Gynecol Cancer, 2003, 13(3):278-286.
18. Bruzzone M, Mencoboni M, Mammoliti S, et al. Second line chemotherapy (CT) with gemcitabine (G) and vepesid (VP16) in platinum resistant (DDP-R) advanced ovarian cancer (AOC) patients. J Clin Oncology, 2004 ASCO Annual Meeting Proceedings (Post-Meeting Edition). Vol 22, No 14S (July 15 Supplement), 2004:5082.
19. Ozols RF, Rubin SC, Thomas G, et al. Epithelial ovarian cancer // Hoskins WJ, Perez CA, Young RC. Principles and Practice of Gynecologic Oncology. 4th ed. Philadelphia: Lippincott Williams & Wilkins, 2005:919-922.
20. Lm SS, Gordon AN, Buttin BM, et al. Validation of referral guidelines for women with pelvic masses. Obstet Gynecol, 2005, 105:35-41.
21. Markman M. Management of ovarian cancer. An impressive history of improvement in survival and quality of life. Oncology (Williston Park), 2006, 20(4):347-354.
22. Walker JL, Armstrong DK, Huang HQ, et al. Intraperitoneal catheter

outcomes in a phase III trial of intravenous versus intraperitoneal chemotherapy in optimal stage III ovarian and primary peritoneal cancer: a Gynecologic Oncology Group study. Gynecol Oncol, 2006, 100(1): 27 - 32.
23. Gore M, du Bois A, Vergote I. Intraperitoneal chemotherapy in ovarian cancer remains experimental. J Clin Oncol, 2006, 24(28): 4528 - 4530.
24. Armstrong DK, Brady MF. Intraperitoneal therapy for ovarian cancer: a treatment ready for prime time. J Clin Oncol, 2006, 24(28): 4531 - 4533.
25. Ozols RF, Bookman MA, Du Bois A, et al. Intraperitoneal cisplatin therapy in ovarian cancer: comparison with standard intravenous carboplatin and paclitaxel. Gynecol Oncol, 2006, 103(1): 1 - 6. Epub 2006 Aug 10.
26. Pfisterer J, Plante M, Vergote I, et al. Gemcitabine plus carboplatin compared with carboplatin in patients with platinum-sensitive recurrent ovarian cancer: an Intergroup Trial of the AGOOVAR, the NCICCTG, and the EORTCGCG. J Clin Oncol, 2006, 6 : 913 - 918.
27. Burger RA, Sill MW, Monk BJ, et al. Phase II trial of bevacizumab in persistent or recurrent epithelial ovarian cancer or primary peritoneal cancer: a Gynecologic Oncology Group study. J Clin Oncol, 2007, 25 : 5165 - 5171.
28. NCCN Clinical Practice in Oncology. Ovarian Cancer, 2008(1): 1 - 39.
29. Jemal A, Siegel T, Ward E, et al. Cancer statistics, 2008. CA Cancer J Clin, 2008, 58 : 71 - 96.
30. Moura GL, Pasquini R, Padilha S, et al. Gemcitabine and cisplatin chemotherapy in the treatment of platinum-resistant ovarian and peritoneal carcinoma. J Clin Oncol, 26 : 2008 (May 20 suppl; abstr 16563).
31. Velasco AP, Herráez AC, Ruipérez AC, et al. Treatment guidelines in ovarian cancer. Clin Transl Oncol, 2007, 9 : 308-316.

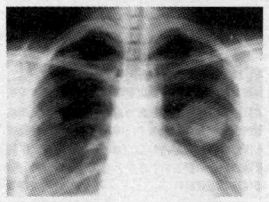

第六章
妊娠滋养细胞肿瘤

第一节 概述
第二节 诊治流程
第三节 葡萄胎
第四节 侵蚀性葡萄胎
第五节 绒毛膜癌
第六节 胎盘部位滋养细胞肿瘤

第一节 概 述

妊娠滋养细胞肿瘤（gestational trophoblastic neoplasia，GTN）是由于妊娠滋养细胞异常发育及增殖所致，包括葡萄胎、侵蚀性葡萄胎、绒毛膜癌及胎盘部位滋养细胞肿瘤。此类疾病欧美国家少见，亚洲，特别在东南亚国家较为常见。发病原因并不清楚。葡萄胎被视为良性肿瘤，侵蚀性葡萄胎、绒毛膜癌则被视为恶性肿瘤。少见的胎盘部位滋养细胞肿瘤多局限于子宫，但仍有转移及复发。

由于其独特的组织学来源及生物学行为，使其成为最早可以化疗治愈的实体肿瘤。滋养细胞肿瘤区别于其他肿瘤的特点如下：

1. 组织来源：滋养细胞系来源于受精卵发育至囊胚期细胞分化所形成的滋养层，属胚外层细胞，而其他肿瘤多来自胚胎外胚层、中胚层和内胚层所发育而成的各器官。

2. 细胞成分：具有男性成分，属半异体细胞，滋养细胞肿瘤在体内生长具有同种异体移植的性能。

3. 免疫原性：异体细胞入侵应具有较强的抗原性。但至今为止未找到特异性抗原，滋养细胞也不受母体排斥。

4. 临床表现：这类肿瘤生长极快，具有较强的亲血管性生物学特征，很早即可通过血液转移，病情进展快。

5. 病程较清楚：几乎均继发于妊娠之后，发病时间可以追溯，容易观察病程变化的全过程。

6. 病理特点：病理有大量的细胞分裂相，肿瘤细胞增殖周期短。

7. 产生激素：特异而敏感的肿瘤标志物——人绒毛膜促性腺激素（hCG）。

8. 对化疗极敏感：滋养细胞肿瘤是肿瘤中对化疗最敏感者。

此类疾病有其相似性和内在联系，也各有其特点，故本章按下述节次叙述。

第二节 诊治流程

葡萄胎诊治流程（FIGO）

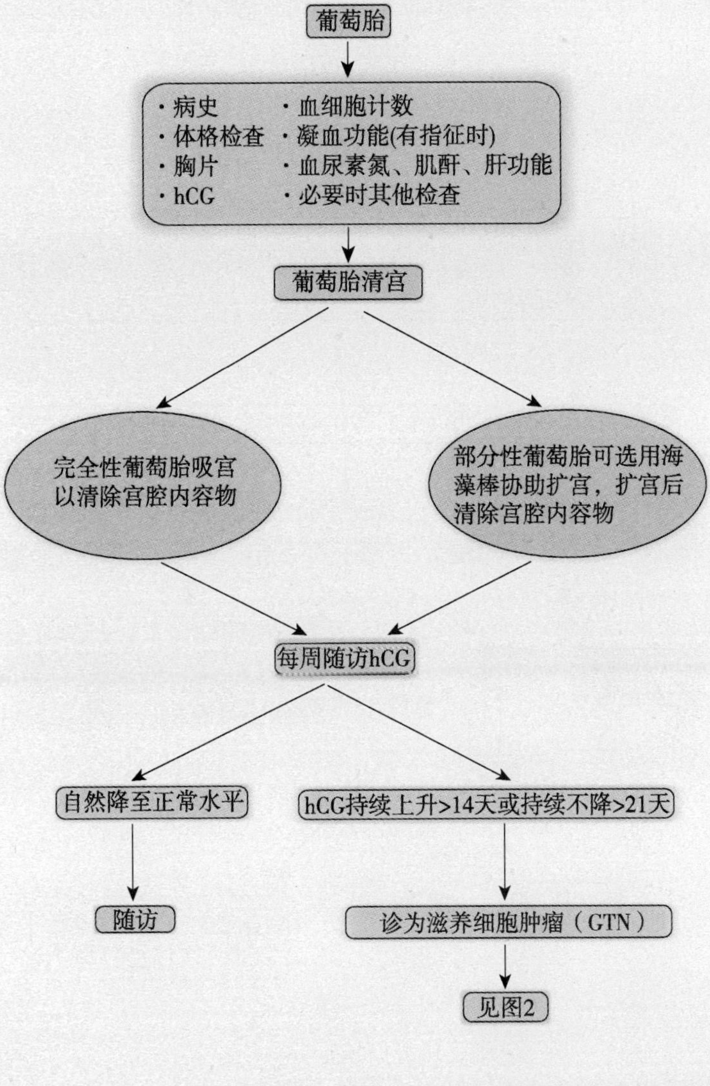

```
          ┌─────────┐
          │ 葡萄胎  │
          └────┬────┘
               ↓
    ┌──────────────────────┐
    │ ・病史    ・血细胞计数          │
    │ ・体格检查 ・凝血功能(有指征时) │
    │ ・胸片    ・血尿素氮、肌酐、肝功能│
    │ ・hCG    ・必要时其他检查       │
    └──────────┬───────────┘
               ↓
         ┌──────────┐
         │ 葡萄胎清宫 │
         └─────┬────┘
         ↙          ↘
```

- 完全性葡萄胎吸宫以清除宫腔内容物
- 部分性葡萄胎可选用海藻棒协助扩宫，扩宫后清除宫腔内容物

↓

每周随访hCG

↙ ↘

- 自然降至正常水平 → 随访
- hCG持续上升>14天或持续不降>21天 → 诊为滋养细胞肿瘤（GTN）→ 见图2

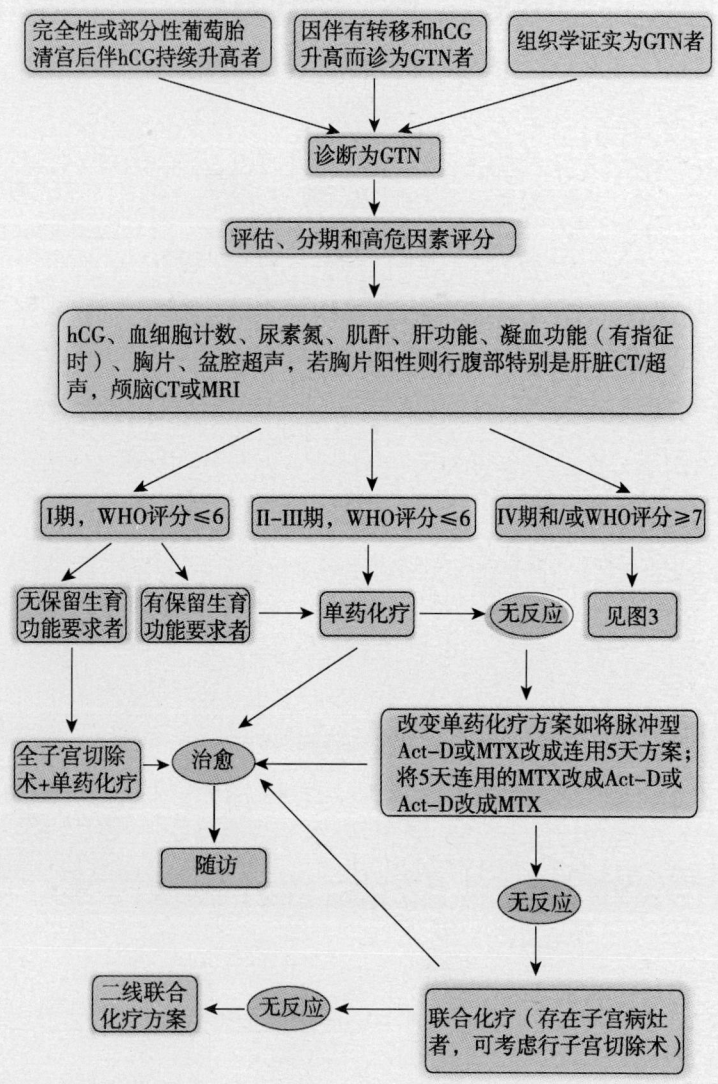

第六章 妊娠滋养细胞肿瘤

高危 GTN 诊治流程

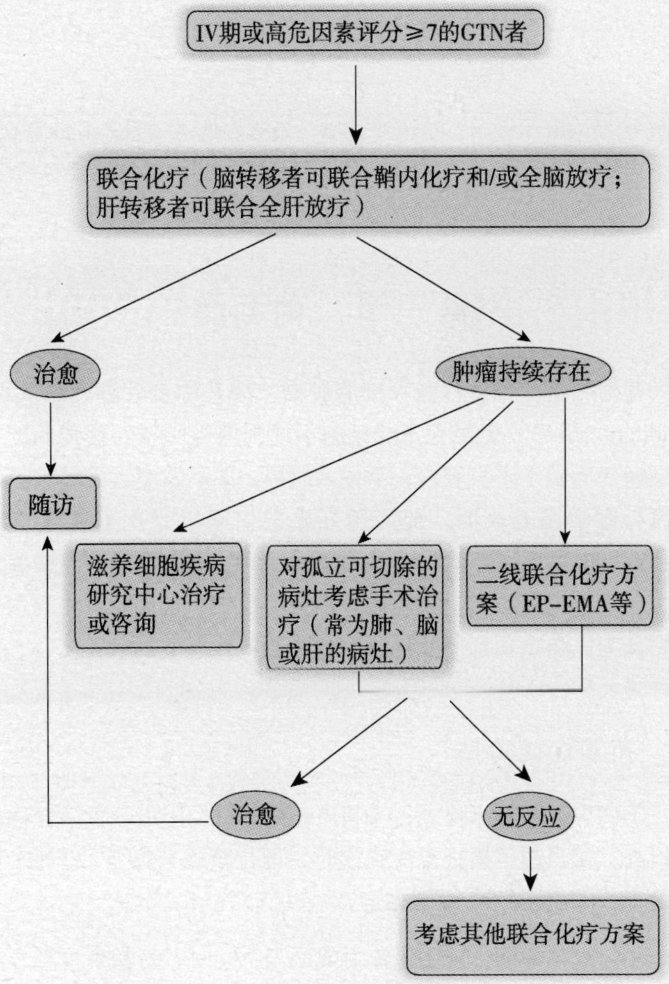

```
        Ⅳ期或高危因素评分≥7的GTN者
                    ↓
    联合化疗（脑转移者可联合鞘内化疗和/或全脑放疗；
             肝转移者可联合全肝放疗）
           ↙                    ↘
        治愈                  肿瘤持续存在
         ↓              ↙       ↓        ↘
        随访      滋养细胞疾病  对孤立可切除的   二线联合化疗方案
                 研究中心治疗   病灶考虑手术治    （EP-EMA等）
                 或咨询        疗（常为肺、脑
                              或肝的病灶）
                              ↓              ↓
                            治愈           无反应
                                            ↓
                                    考虑其他联合化疗方案
```

PSTT 诊治流程

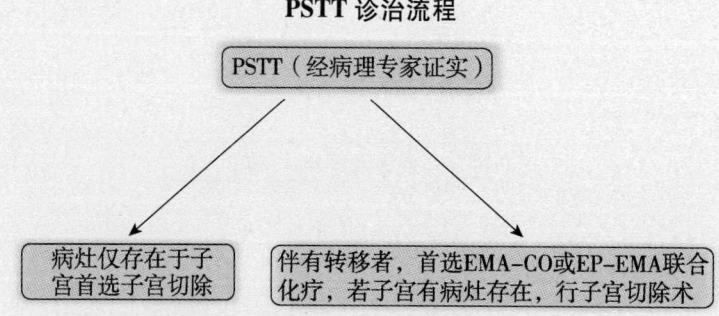

第三节　葡萄胎

葡萄胎是一种良性滋养细胞肿瘤，故又称良性葡萄胎（hydatidiform mole），是绒毛滋养细胞不规则增生所致。葡萄胎的特点是病变局限于子宫腔内，不侵入肌层，亦不发生远处转移。我国流行病学调查表明，葡萄胎妊娠发生率以千次妊娠计算为 0.81‰，如以多次妊娠中一次葡萄胎计算为 1:1238。根据肉眼标本及显微镜下特点、染色体核型分析及临床表现，可将葡萄胎妊娠分为完全性葡萄胎及部分性葡萄胎两种类型。

一、葡萄胎的诊断

①病史；②临床检查；③超声，最好是经阴道彩色多普勒超声检查；④当超声检查无法确诊时，可行核磁共振及 CT 等影像学检查；⑤血清 hCG 水平测定。

注：当早孕期出现阴道流血或剧烈呕吐时，行超声检查，有助于鉴别葡萄胎、多胎妊娠或胎儿畸形。"无胎心及 hCG 高于 80 000mIU/ml 有助于诊断为葡萄胎"。

组织学诊断　组织学诊断是葡萄胎最重要和最终的诊断方

第六章 妊娠滋养细胞肿瘤

法,葡萄胎每次刮宫的刮出物必须送组织学检查。完全性葡萄胎组织学特征为滋养细胞呈不同程度增生、绒毛间质水肿、间质血管消失或极稀少。部分性葡萄胎时,在水肿间质可见血管及红细胞,这是胎儿存在的重要证据。

染色体核型的检查有助于完全性和部分性葡萄胎的鉴别诊断。完全性葡萄胎的染色体核型为二倍体,部分性葡萄胎为三倍体。

二、临床处理及治疗原则

随着葡萄胎的诊断,应进一步进行血清 hCG 定量测定和胸片或肺 CT 检查。后者是为了排除转移和为将来随访建立一个基础。如在胸部 X 线或 CT 上已发现转移,则应按转移性妊娠滋养细胞肿瘤进行处理。葡萄胎一经诊断,应尽快予以清除。

1. 葡萄胎妊娠的清除

(1) 术前准备

①详细了解患者一般情况及生命体征 合并重度妊高征或心力衰竭者,应积极对症治疗,待病情平稳后予以清宫。

②配血 保持静脉通路开放。

③阴拭子培养 以便一旦发生感染可选择有效抗生素。

(2) 术中注意

①充分扩张宫颈管 从小号依次扩至 8 号以上,以免宫颈管过紧操作,并可减少创伤。

②尽量选用大号吸管 以免葡萄胎组织堵塞吸管而影响操作,如遇葡萄胎组织堵塞吸头,可迅速用卵圆钳钳夹,等基本吸净后再用刮匙沿宫壁轻刮 2~3 周。

③出血多时可予催产素静脉点滴(10U,加至 5% 葡萄

糖液 500ml 中），但应在宫口已扩大、开始吸宫后使用，以免宫口未开、子宫收缩，将葡萄胎组织挤入血管。

④由于葡萄胎子宫极软，易发生穿孔，故第一次吸宫时，如果子宫较大，并不要求一次彻底吸净，常在第一次清宫后 1 周左右行第二次刮宫术。一般不主张进行第三次刮宫，除非高度疑有残存葡萄胎必须再次刮宫。目前主张对子宫大小小于妊娠 12 周者，应争取一次清宫干净。

（3）术后处理

①仔细检查清出物的数量、出血量、葡萄粒的大小，观察术后阴道出血情况。

②将宫腔内吸出物与宫壁刮出物分别送病理检查，以了解滋养细胞增生程度。

2. 黄素化囊肿的处理 葡萄胎清除后，大多数黄素化囊肿均能自然消退，无需处理。但如发生卵巢黄素化囊肿扭转，则需及时手术探查。如术中见卵巢外观无明显变化，血运尚未发生障碍，可将各房囊内液穿刺吸出，使囊肿缩小自然复位，不需手术切除。如血运已发生障碍，卵巢已有变色坏死，则应切除病侧卵巢而保留健侧卵巢。

3. 子宫穿孔的处理 如吸宫开始不久即发现穿孔，应立即停止阴道操作，剖腹探查，并根据患者的年龄及对生育的要求，决定剖宫取胎子宫修补或切除子宫。如在葡萄胎块已基本吸净后发现穿孔，则应停止操作，严密观察。如无活动性子宫出血，也无腹腔内出血征象，可等待 1~2 周后再决定是否再次刮宫；如疑有内出血则应进行超选择性子宫动脉栓塞术或及早开腹探查。

4. 预防性化疗 大多数葡萄胎可经清宫治愈，但仍有部分病例可发展为侵蚀性葡萄胎。完全性葡萄胎恶变率约 20%，然而当存在某些高危因素时,恶变率将明显增加。如当血 hCG > 10^6 mIU/ml、子宫体积明显大于停经月份或并发黄素化囊肿(直径>6cm)时,恶变率可高达 40%～50%。随着年龄的增加,恶变率也将增加;研究表明,当患者年龄大于 40 岁时,恶变率可达 37%,而大于 50 岁时,56% 的患者将发展为侵蚀性葡萄胎。重复性葡萄胎患者,其恶变机会也将增加 3～4 倍。对有恶变高危因素的葡萄胎患者进行预防性化疗是有必要的。预防性化疗以单药方案为宜,可选用 5-氟尿嘧啶、更生霉素或甲氨蝶呤。

三、随诊

葡萄胎清除后,血清 β-hCG 滴度呈对数下降,正常情况下 8～12 周恢复正常。患者应每周进行定量血清 β-hCG 监测,直至获得 3～4 次正常滴度。在大多数临床实验室正常血清 β-hCG 滴度报告为 <3～5mIU/ml。然而,体外实验显示 100 000 个滋养细胞才能产生 1mIU/ml β-hCG。因而,当得到第一次正常血清 β-hCG 时,还可能有许多残留的滋养细胞存在。在得到至少三次正常值以后,应每月监测 1 次血 β-hCG 至少 6 个月。此后一段时间内,患者应采取可靠的避孕措施。如果在 β-hCG 持续正常后,又发现 β-hCG 滴度上升,应作盆腔超声检查以除外再次妊娠。据报道,反复葡萄胎的发生率占 2% 左右,而有 2 次葡萄胎妊娠的患者发生第 3 次葡萄胎妊娠的机会则可达 28%。

第四节 侵蚀性葡萄胎

侵蚀性葡萄胎(invasive mole)又称恶性葡萄胎(malignant mole)。它和良性葡萄胎不同之处是:良性葡萄胎的病变局限于子宫腔内,而恶性葡萄胎的病变则已侵入肌层或转移至近处或远处器官。肌层内的葡萄组织继续发展,可以穿破子宫壁,引起腹腔内大出血，也可侵入阔韧带内形成宫旁肿物。经血运可转移至阴道、肺、甚至脑部而造成不良预后。

一、病理特点

侵蚀性葡萄胎的病理特点为葡萄胎组织侵蚀子宫肌层或其他部位。葡萄胎组织的肌层侵蚀可以是浅表的，也可以蔓延到子宫壁，导致穿孔并累及韧带和附件。由于这种病变的破坏性较强且绒毛较小，肉眼观并不总能看到葡萄状囊泡。

当绒毛和滋养细胞造成子宫肌层和子宫外组织器官的破坏性侵犯时，侵蚀性葡萄胎的组织病理学诊断即可成立。侵蚀性葡萄胎的水肿性绒毛比非侵蚀性葡萄胎小，其直径为 2~4mm。侵蚀性葡萄胎可累及子宫外器官，以阴道、外阴和肺最为常见。如果在任何被检查的部位（子宫或子宫外）不能确切辨认绒毛，则诊断绒毛膜癌才是恰当的，但是为了避免病变错误归类，应用连续切片方法采取标本以尽可能确认绒毛。

二、临床表现

1. 阴道流血 为侵蚀性葡萄胎最常见的症状。葡萄胎清宫后持续不规则流血时应高度警惕侵蚀性葡萄胎的可能。

2. 腹痛及腹部包块 子宫病灶增大明显时，可出现下腹疼痛及腹部包块。若病灶穿出子宫浆膜层时可引起腹痛加重，甚至穿孔后内出血休克。

3. 其他症状 血 hCG 过高者，可伴有妊娠高血压综合征；若出现痰中带血或咯血，应警惕肺转移的发生；脑转移患者可有剧烈头痛、恶心呕吐，甚至偏瘫等神经系统症状；膀胱转移者可出现血尿。

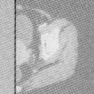

三、诊断措施

典型的侵蚀性葡萄胎，诊断一般不太困难。如葡萄胎排出后，阴道不规则出血持续不断，血 hCG 持续 12 周仍不能恢复至正常值，或一度正常后又转阳性，在除外残余葡萄胎后，即可诊为侵蚀性葡萄胎。如胸部 X 线已出现肺内转移结节或阴道出现转移结节，则诊断更加明确。侵蚀性葡萄胎的病理诊断标准为肉眼或镜下可见到葡萄胎组织侵入子宫肌层或血管，或转移灶中见到葡萄胎组织。

四、鉴别诊断

侵蚀性葡萄胎应与胎盘植入异常如植入胎盘、超常胎盘部位反应、残余葡萄胎和绒毛膜癌相区别。胎盘植入的主要特征是缺乏底蜕膜，绒毛直接粘附于子宫肌层，且绒毛没有侵蚀性葡萄胎特有的水肿性变化特征；超常胎盘部位反应与侵蚀性葡萄胎有时难以区别，尤其是当侵蚀性葡萄胎绒毛很少时不易识别，超常胎盘部位反应的特征为由中间型滋养细胞和合体滋养细胞对子宫内膜和子宫肌层形成的广泛的滋养层侵蚀；葡萄胎清宫不全可导致子宫复旧不好及持续不规则出血，超声检查及再次刮宫有助于鉴别早期葡萄胎及残余葡萄胎。

五、治疗　见绒毛膜癌

六、预后

在发现有效化疗药物之前，侵蚀性葡萄胎的死亡率可达 25%，自 50 年代后期证实大剂量甲氨蝶呤能有效治疗该肿瘤以及随后发现了一系列有效化疗药物之后,侵蚀性葡萄胎已基本无死亡。研究表明,患者年龄、发病潜伏期、血 hCG 滴度以及临床期别均是影响其预后的重要因素。

第五节 绒毛膜癌

绒毛膜癌(choriocarcinoma),简称绒癌,是一种高度恶性的滋养细胞肿瘤。其特点是滋养细胞失去了原来绒毛或葡萄胎的结构,散在地侵入子宫肌层,不仅造成局部严重破坏,并可转移至身体其他部位。绝大多数绒癌继发于正常或不正常的妊娠之后,称为"妊娠性绒癌",主要发生于育龄妇女,是由妊娠滋养细胞恶变所致。

一、流行病学及发病机制

绒癌在欧美极为罕见,而在我国及东南亚国家发病率较高。大多数妊娠性绒癌继发于葡萄胎妊娠之后,研究报道,其先行妊娠为葡萄胎者占57%,继发于流产者占17%,发生于正常足月妊娠之后者占26%;亦有极个别绒癌与异位妊娠有关。

绒癌的发病机制尚不十分清楚。因为恶性细胞常有染色体变异的存在,所以绒癌的核型分析也多有变异。这些异常包括染色体数目变化,染色体结构部分缺失、插入或重排等。应用限制性片段长度多态性(RFLP)DNA 分析有助于阐明绒癌的发病机制,同时也能区别妊娠性与非妊娠性绒癌。应用 RFLP 技术,来源于葡萄胎的绒癌仅含有父源性 DNA,而来源于正常妊娠的绒癌则含有父源和母源两者的 DNA,当只含有母源性 DNA 时,则可认为是非妊娠性绒癌或原发绒癌。

二、病理特点

绒癌为滋养细胞高度增生并大片侵犯子宫肌层和血管,伴有明显和广泛的出血坏死,常伴有远处转移。显微镜下见不到绒毛结构或阴影。

三、临床表现

1. 前次妊娠史 绒癌可继发于正常或不正常妊娠之后,故前次妊娠史可认为是葡萄胎,也可认为是流产、足月产或异位妊娠。前次妊娠后至发病,其间隔时间不定,有的妊娠开始即可发生绒癌,中间无间隔期,也有报道间隔可长达18年者。

2. 临床症状和体征 常见症状为葡萄胎、流产或足月产后出现阴道持续不规则出血,有时也可出现一段时间正常月经之后再闭经,然后发生阴道出血。绒癌出现远处转移后,则因转移部位不同而发生不同的症状:如阴道转移瘤破裂可发生阴道大出血;发生肺转移者,可出现咯血、胸痛及憋气等症状;发生脑转移后可表现出头痛、呕吐、抽搐、偏瘫甚至昏迷等。长期阴道出血者可发生严重贫血,肿瘤在体内破坏及大量消耗,也可使患者极度衰弱,出现恶病质。

妇科检查时可发现阴道有暗红色分泌物,子宫增大、柔软、形状不规则,有时可发现宫旁两侧子宫动脉有明显搏动,并可触到像"猫喘样"的血流漩涡感觉,这一征象是因为宫旁组织内有转移瘤或动静脉瘘的形成。

四、诊断要点

根据葡萄胎排空后或流产、足月分娩、异位妊娠后出现阴道流血和（或）转移灶及其相应症状和体征，应考虑 GTN 可能。滋养细胞肿瘤可以没有组织学诊断，而仅根据临床作出诊断，hCG 水平是临床诊断 GTN 的主要依据，影像学证据不是必要的。当有组织获得时，应作组织学诊断，若在子宫肌层内或子宫外转移灶组织中见到绒毛或退化的绒毛阴影，则诊断为侵蚀性葡萄胎；若仅见成片滋养细胞浸润及坏死出血，未见绒毛结构者，则诊断为绒癌。

（一）葡萄胎后滋养细胞肿瘤诊断，符合下列中的任何一项：

1. 葡萄胎排空后4次测定血清 hCG 呈平台（±10%），至少维持3周；

2. 葡萄胎排空后连续3次测定血清 hCG 上升（>10%），并维持2周或2周以上；

3. 葡萄胎排空后 hCG 水平持续异常达6个月或更长；

4. 组织学诊断。

临床诊断时需注意排除妊娠物残留和再次妊娠。

（二）非葡萄胎妊娠后滋养细胞肿瘤诊断标准，符合下列中的任何一项：

1. 流产、足月产、异位妊娠后4周以上，血 β-hCG 水平持续在高水平，或一度下降后又上升，已排除妊娠物残留或排除再次妊娠；

2. 组织学诊断。

五、临床分期及预后评分标准

我国宋鸿钊教授根据该肿瘤的发展过程，于1962年即提出了解剖临床分期法（表6.1），并于1985年由 WHO 推荐给国际妇产科联盟（FIGO），经修改后于1992年正式采用为国际统一临床分期标准。目前国内大多采用宋鸿钊教授提出的临床分期标准，该标准基本能反映疾病的发展规律和预后。1976年 Bagshawe

首先提出了主要与肿瘤负荷有关的预后评价指标，随后WHO对Bagshawe的评分标准进行修改后，于1983年提出了一个改良预后评分系统。并根据累加总分将患者归为低、中或高危3组，依次指导化疗方案的选择及进行预后判断。但由于FIGO分期（1992年）与WHO预后评分系统（1983年）在临床实际应用过程中存在一定程度的脱节，临床大夫常不能将其有机得结合起来。故国际滋养细胞肿瘤学会（ISSTD）于1998年即提出了新的GTN分期与预后评分修改意见，并提交FIGO讨论，FIGO于2000年审定并通过了新的分期及预后评分标准（表6.1与表6.2）。新的分期标准其基本框架仍按宋鸿钊教授提出的解剖分期标准，分为Ⅰ、Ⅱ、Ⅲ、Ⅳ期，删除了原有的a、b、c亚期，但以修改后的FIGO评分替代。修改后的评分标准与原WHO评分系统的区别为：ABO血型作为危险因素被去掉，肝转移的记分由原来的2分上升至4分。总记分＜6分者为低危患者，≥7分者为高危患者，删除了原来WHO评分系统中的中危记分，因为中危者亦需进行联合化疗，故中危因素不再单独列出。临床诊断时应结合解剖分期与预后记分，如一患者为绒癌脑转移，预后评分为16分，则诊断时应标注为绒癌Ⅳ：16。该分期与评分系统更加客观的反映了GTN患者的实际情况，在疾病诊断的同时更加简明地指出了患者除分期之外的病情轻重及预后危险因素。一些期别较早的患者可能存在较高的高危因素，而一些期别较晚的患者可能仍属于低危组。诊断时新的分期与评分系统的结合，更有利于患者治疗方案的选择及对预后的评估。

表6.1 滋养细胞肿瘤FIGO解剖分期标准（2000）

期别	定义
Ⅰ	病变局限于子宫
Ⅱ	病变超出子宫但局限于生殖器官（宫旁、附件及阴道）
Ⅲ	病变转移至肺，伴或不伴有生殖道转移
Ⅳ	病变转移至脑、肝、肠、肾等其他器官

表6.2 滋养细胞肿瘤 FIGO 预后评分标准 (2000)

预后因素	计分			
	0	1	2	4
年龄（岁）	<39	>39		
末次妊娠	葡萄胎	流产	足月产	
妊娠终止至化疗开始的间隔（月）	<4	4~6	7~12	>12
hCG（IU/L）	$<10^3$	$10^3 \sim 10^4$	$10^4 \sim 10^5$	$>10^5$
肿瘤最大直径（cm）		3~4	>5	
转移部位		脾、肾	胃肠道	脑、肝
转移瘤数目*		1~4	4~8	>8
曾否化疗			单药化疗	多药化疗
总计分	0~6 低危，≥7 高危			

*肺内转移瘤超过3cm者或根据胸片可计数的予以记数

六、治疗原则及方案

治疗原则以化疗为主，辅以手术和放疗等其他治疗手段。治疗方案的选择根据 FIGO 分期、年龄、对生育的要求和经济情况综合考虑，实施分层或个体化治疗。

（一）低危滋养细胞肿瘤的治疗

低危 GTN 治疗方案的选择主要取决于病人有无子宫外转移灶和保留生育功能的要求。若病人无子宫外转移灶且不要求保留生育功能，则推荐首选全子宫切除术和单一药物辅助治疗，双侧卵巢应予保留。辅助性化疗应在手术同时实施，采用单一药物化疗，hCG 正常后停止化疗。辅助性化疗一般不增加手术和化疗本身的并发症。

低危无转移且要求保留生育功能和低危有转移的患者则首选单一药物化疗。常用的一线单一化疗药物有 MTX，5-FU 和 Act-D。停止化疗指征：hCG 正常后至少巩固化疗1疗程，对于

hCG 下降缓慢或病变范围广泛者,hCG 正常后可给予巩固化疗 2~3 疗程。

随访:治疗结束后应严密随访,第 1 年每月随访 1 次,第 1~3 年每 3 个月随访 1 次,以后每年 1 次共 5 年。随访内容同葡萄胎。随访期间应严格避孕 1 年。

(二) 高危滋养细胞肿瘤的治疗

治疗原则是以联合化疗为主、结合手术等其他治疗的综合治疗。

1. 化疗　高危 GTN 化疗方案首推 EMA-CO 方案或以 5-FU 为主的联合化疗方案。EMA-CO 方案初次治疗高危转移病例的完全缓解率及远期生存率均在 80% 以上;根据现有报道,EMA-CO 耐受性较好,最常见的毒副反应为骨髓抑制,其次为肝肾毒性;由于 G-CSF 骨髓支持和预防性抗吐治疗的实施,EMA-CO 方案的计划化疗剂量强度已能得到保证。我国是 GTN 的高发地区,在治疗高危病例方面也取得丰富的经验,以 5-FU 为主的联合化疗方案治疗高危和耐药 GTN 的完全缓解率也达 80%。

2. 手术　主要作为辅助治疗。对控制大出血等各种并发症、消除耐药病灶、减少肿瘤负荷和缩短化疗疗程等方面有一定作用,在一些特定的情况下应用。

(1) 子宫切除:对于大病灶、耐药病灶或病灶穿孔出血时应在化疗的基础上给予手术。手术范围一般为全子宫切除术,生育期年龄妇女应保留卵巢。对于有生育要求的年轻妇女,若血 hCG 水平不高、耐药病灶为单个及子宫外转移灶已控制,可考虑作病灶剜出术。

(2) 肺切除术:对于多次化疗未能吸收的孤立的耐药病灶,可考虑作肺叶切除。其指征为:① 全身情况良好;② 子宫原发病灶已控制;③ 无其他转移灶;④ 肺部转移灶孤立；⑤hCG 尽可能控制接近正常水平。

3. 放射治疗 主要用于脑、肝转移和肺部耐药病灶的治疗。放疗为局部治疗，因肿瘤对放疗敏感，在某些情况下可作辅助治疗，但必须与化疗密切配合，才能奏效。

(1) 放疗指征
  ①外阴、阴道、宫颈等广泛转移灶的急性出血，可放疗止血。
  ②脑、肝等重要脏器转移，而急需控制病情者。
  ③化疗后残留病灶或耐药病灶。

(2) 放疗方法
  根据病灶部位、大小选择放疗方法及设照射野。阴道及宫颈转移灶可用腔内放疗，其他部位均用外放射，宜用适形或调强适形放疗。适宜剂量为40GY/3周左右。脑转移灶若为多发性，可在全脑放射的基础上，对病灶部位适形放疗，总量在40GY/3周左右。（化疗控制下的残留病灶也可用γ刀照射。）

4. 停止化疗指征 首先推荐症状体征消失、肺转移灶消失及 hCG 每周测定1次、连续3次阴性后再巩固2~3个疗程。在患者和家属充分知情的前提下，对有良好依从性的患者也可采用 FIGO 妇科肿瘤委员会推荐的停药指征：hCG 阴性后继续化疗3个疗程，其中第一疗程必须为联合化疗。

5. 随访 同低危妊娠滋养细胞肿瘤。

(三) 耐药和复发 GTN 的处理

1. 耐药、复发 GTN 标准

(1) 耐药标准：目前尚无公认的耐药标准。一般认为，化疗过程中出现如下现象应考虑为耐药：经连续2个疗程化疗后，血清 hCG 未呈对数下降或呈平台状甚至上升,或影像学检查提示肿瘤病灶不缩小甚至增大或出现新的病灶。

(2) 复发标准:治疗后血清 hCG 连续 3 次阴性,影像学检查提示病灶消失 3 个月后出现血 hCG 升高(除外妊娠)或影像学检查发现新病灶则提示复发。

2. 耐药、复发 GTN 治疗方案选择

推荐的化疗方案有:EMA－EP、ICE、VIP、TE/TP、5－FU＋KSM＋VP16、5－FU＋KSM＋AT1258 等。动脉灌注化疗可提高耐药/复发患者的疗效。

手术治疗的重要性及手术时机的选择:应强调手术治疗在耐药与复发病例中的治疗价值。

第六节　胎盘部位滋养细胞肿瘤

胎盘部位滋养细胞肿瘤(PSTT)指起源于胎盘种植部位的一种特殊类型的滋养细胞肿瘤。临床罕见,多数不发生转移,预后良好。但少数病例可发生子宫外转移,预后不良。

一、诊断要点

确诊靠组织学检查,可通过刮宫标本作出组织学诊断,但要全面、准确判断瘤细胞侵入子宫肌层的深度和范围必须靠手术切除的子宫标本。

血 hCG 水平多数轻度升高或阴性,血 HPL 水平一般为轻度升高。

一般认为,当出现下列情况之一者为高危 PSTT,预后不良:
(1) 有丝分裂指数 >5 个/10HPF;

(2) 距先前妊娠 >2 年；

(3) 具有子宫外转移病灶。

二、治疗方案及原则

1. 手术：首选的治疗方法，手术范围为全子宫切除术，对于非高危 PSTT 患者，手术后不必给予任何辅助治疗。

2. 化疗：主要作为高危患者子宫切除后的辅助治疗，推荐首选化疗方案为 EMA－CO，实施化疗的疗程数同高危妊娠滋养细胞肿瘤。对于转移性 PSTT 宜选择 EMA/EP 方案化疗。

3. 保留生育功能治疗：对年轻、低危、渴望生育的 PSTT 患者的保留生育功能治疗目前文献仅限于个例报道，不作首先推荐。在充分知情同意的前提下，可采用彻底刮宫、子宫病灶切除或联合化疗等方法，保守性治疗后若出现持续性子宫病灶和 hCG 水平异常，则应考虑子宫切除术。

三、随访

内容基本同滋养细胞肿瘤，但由于 hCG 水平常常不高，影像学检查更为重要。有条件的医疗单位可选择 MRI。

（向阳）

参考文献

1. 蔡树模，王荣业，丁亚琴. 晚期绒毛膜癌的综合治疗. 中华肿瘤杂志，1986，8：470.
2. 向阳，杨秀玉，宋鸿钊. 恶性滋养细胞肿瘤急诊手术评价. 中国医学科学院学报,1997,19:169.
3. 向阳,杨秀玉,杜景云,等.子宫切除对治疗滋养细胞肿瘤价值探讨.中华妇产科杂志,1999,34:139.
4. 蔡树模.绒毛膜癌及侵袭性葡萄胎//孙建衡.妇科恶性肿瘤放射治疗学.北京:中国协和医科大学出版社,2002:275-290.
5. 宋鸿钊,杨秀玉,向阳.滋养细胞肿瘤的诊断和治疗.第2版.北京:人民卫生出版社,2004.
6. 张颖,向阳,任彤,等.恶性滋养细胞肿瘤肺转移患者肺叶切除指征的探讨.中华妇产科杂志,2005,40:83.
7. Kohorn EI. The new FIGO 2000 staging and risk factor scoring system for gestational trophoblastic disease: description and critical assessment. Int J Gynecol Cancer, 2001,11:73-77.
8. Lurain JR. Advances in management of high-risk gestational trophoblastic tumours. J Reprod Med, 2002,47:451-459.
9. Xiang Yang, et al. EMA/EP for chemorefractory gestational trophoblastic tomour. J Reprod Med, 2004, 49:443-446.
10. Soper JT, Mutch DG, Schink JC, et al. Diagnosis and treatment of geatational trophoblastic disease: ACOG practice Bulletin NO. 53. Gynecol Oncol, 2004,93(3):575-585.
11. Yang JJ, Xiang Y, Wan XR, et al. The prognosis of gestational trophoblastic neoplasis patient with residual lung tumour after completing treatment. Gynecol Oncol, 2006,103:479-482.
12. Pecorelli S, Ngan HYS, Hacker NF. Staging classifications and clinical practice guidelines for gynecological cancers. A collaboration between FIGO and IGCS, 2006.

附

从子宫颈癌诊治规范到妇科恶性肿瘤诊治指南

中国医学科学院　协和医科大学肿瘤医院

孙建衡

二十世纪八十年代后期，为贯彻《全国肿瘤防治规划（1986~2000）纲要》中关于降低恶性肿瘤发病率和死亡率、提高生存率、改善生活质量的目标，卫生部委托全国肿瘤防办及中国抗癌协会组织编写"常见恶性肿瘤诊治规范"，其中包括"宫颈癌"。并请中国医学科学院、协和医科大学肿瘤医院吴爱如教授牵头，邀请杨学志、江森、张惜阴、杜心谷、蔡树模、李诚信、廖采森、孙建衡、刘淑范共同编写"宫颈癌"部分。此部规范已于1990年10月出版，为我国第一部恶性肿瘤诊治规范，冠以书名为《中国常见恶性肿瘤诊治规范》，"宫颈癌"为第七分册。

《宫颈癌诊治规范》的编写者均是长期从事宫颈癌防治工作的各个领域资深专家，编写队伍也全面，掌握国内外信息也较全面，加之宫颈癌诊治也比较成熟，所以这本"规范"相当不错，除有的方面难以普及和一些新技术开展不久，尚难广泛理解之外，对临床处理宫颈癌帮助颇大。在全国肿瘤防办的建议下，在北京举办了学习班。

《中国常见恶性肿瘤诊治规范》的出版，无疑对提高常见恶性肿瘤治疗水平及广大医疗部门开展肿瘤规范化治疗起了积极的推动作用。《宫颈癌诊治规范》也对当时的宫颈癌基层普查和新建妇科肿瘤诊治单位提供了依据。经过几年之后，随着我国抗肿瘤事业的发展，医学科学技术的进步，需要包括更多肿瘤，反映新诊治技术的规范，对原《中国常见恶性肿瘤诊治规范》进行修改、补充、更新已成为客观需要了。如是抗癌协会组织新的常见恶性肿瘤诊治规范的编写，并命名为《新编常见恶性肿瘤诊治规范》，对原宫颈癌分册，增添了外阴癌、子宫内膜癌、恶性滋养细胞肿瘤和卵巢恶性肿瘤的内容并更名为《妇科恶性肿瘤分册》，并仍由吴爱如教授负责，组织了孙建衡、张志毅、高永良、蔡树模等编写有关章节。《新编常见恶性肿瘤诊治规范》于1999年初出版，由于某些原因，《妇科恶性肿瘤分册》编写却比较仓促。中华妇产科学会肿瘤学组也在同一时期组织《妇科恶性肿瘤诊治规范》的编写，并在郑州邀请有关专家进行了讨论。《中华妇产科杂志》1998年第11、12期连续刊登《妇科常见恶性肿瘤诊断与治疗规范（草案）》，包括外阴癌、子宫颈癌、子宫内膜癌、卵巢恶性肿瘤、妊娠滋养细胞肿瘤。

2002年早春，中国抗癌协会理事长、中华肿瘤学会主任委员徐光炜教授在京召开了有关专家会议，传达了卫生部委托中华医学会编写"疾病诊治规范及临床技术操作规范"的意见，以作为处理医疗纠纷的依据。中华医学会负责同志也作了说明。会议决定妇科肿瘤部分由孙建衡、高永良任正、副组长组织编写。当年4月在上海邀请了蔡树模、张志毅、曹斌融进行了讨论和分工，该项工作按期完成，上交中国抗癌协会。一年之后，在北京科技会堂再次召开会议，徐光炜教授传达新精神："规范"具有法律意义，"诊治规范"改为"指南"妥当，不具有法律意义，但"临床技术操作规范"仍为"规范"，具有法律意义。此外，明确了一些具体问题，如对象为县级水平、内容要成熟、取消不必要的表格、不列文献等。对已交妇科肿瘤部分也作了肯定。

通过参加从"子宫颈癌的诊治规范"到"妇科恶性肿瘤诊治指南"这一过程，我个人得到学习并重新认识了不少东西。

首先，我国有广大的从事肿瘤临床及科学研究人员，但水平参差不齐，临床处理比较混乱，需要整顿，临床处理的规范化势在必行，因此必须有所依据。近10余年抓"规范"或"指南"

是完全必要的。它的贯彻执行对提高肿瘤工作者的临床水平和患者的利益均有好处。但同时也应看出所谓"规范"有一定的"排它性"和法定概念。因此，从编写开始时即有对采用"规范"一词是否合适的意见。而且，从总体来说，尚有50%肿瘤患者得不到根治，可能要研究"规范"以外的方法解决。因此，将"规范"改为"指南"是合情合理的；另外，在处理肿瘤的基本原则下，不同单位条件不同，个人有观点差异和不同经验，而且，肿瘤治疗强调个体化治疗已是共识，"规范"又难以反映，强求具体处理的统一也是不合适的；从"guidline"含义来说，译为"指南"也确切。

其次，"规范"、"指南"内容不应长期一成不改，而应经过一段时间进行修改补充。这10余年过程也说明了其必要性，如分期、诊治方法均有一些改变等。

近年来，我们抓"诊治规范"是完全必要的，与"指南"并无矛盾。"规范"与"指南"的内容均是依目前医学水平和技术条件，给予患者合理的、最好的、有根据的处理，代表了患者的利益。了解这一过程，对理解即将面世的"指南"是有好处的。肿瘤的临床处理涉及多学科，有关学科发展很快，"指南"涉及的是成熟的问题和原则，所以，在关心"指南"的同时也应关注有关科技的新发展和应用，要与时俱进。

注：

《从子宫颈癌诊治规范到妇科恶性肿瘤诊治指南》是一篇有关妇癌规范→指南发展过程的文章。曾被《肿瘤学杂志》刊登于2005年第11卷第2期，上述文字为发表前未经修改的原文。

《肿瘤学杂志》发表此文时，"指南"虽已经过了几年仍未出版，直至2005年底才由人民卫生出版社以《临床诊治指南肿瘤分册》名称出版，妇癌肿瘤部分为第九篇。但离我们完成写作已三年有余,需要再次修订了。新版的《中国肿瘤医师临床实践指南丛书——妇科恶性肿瘤诊疗纲要》即将面世,大家了解这个过程可加深对它的理解并对今后修订有好处。同时也对参与此项工作的先辈们表示敬意和感谢!